JN006926

最高のパフォーマンスを引き出す

フロ〜ライフ

株式会社バスクリン　チームお風呂博士

幻冬舎 MC

最高のパフォーマンスを引き出す

フローライフ

はじめに

日本人は世界でも類を見ないお風呂好きといわれていますが、最近では若い世代を中心にシャワーだけで済ませるという人が少なくありません。

ＬＩＮＥ株式会社が２０２０年に行った調査によると、日本全国の15～59歳の男女のうち、全体ではシャワー派が52％、湯船派が47％と僅差ですが、20代では64％となっており、３人に2人がシャワー派だという結果が出ています。

シャワー派の人が湯船につからない理由としては「時間がない」が圧倒的に多く、次いで「一人なので水道代や光熱費がもったいない」が続いています。忙しい日々を送る若いビジネスマンにとって、お風呂は面倒で無駄な習慣だと思われているようです。しかし、お風呂のもつスゴイ効果と愉しさを知れば、むしろ豊かで効率的な時間の使い方だときっと納得してもらえるはずです。

実は、お風呂にはさまざまな健康効果プラス、ビジネスパフォーマンスを上げる効果があるという医学的なデータが近年次々と発表されています。血流改善や基礎代謝アップはもちろん、自律神経の調整、運動パフォーマンスの向上など入浴の効果はさまざまです。しかも、入浴法や入浴剤の種類を使い分けることで、リラックス効果から、全身の不調を解消する作用、目覚めを促すリフレッシュ効果まで、さまざまな健康効果が得られることも分かっています。また、睡眠の質を改善したり、精神的ストレスを軽減したり、さらには、なんとコミュニケーション力がアップするなど、その効果を挙げればキリがありません。毎日仕事に奮闘するビジネスマンであれば、からだの疲れが取れるだけでなく、仕事の効率アップにもつながる入浴習慣のメリットは特に大きいのです。

また、最近ではさまざまなお風呂の愉しみ方が選べるようになりました。例えば、スマホが普及したことで、のんびり入浴しながら音楽や動画コンテンツなどを愉しむこともスタンダードになっています。お風呂で安全にスマホを使うための防水グッズもネットなどで手軽に入手でき、仕事を終えて帰ったあとの、自分だけのリラックスタイムを堪能できるのです。

この本では日本の入浴文化をリードしてきた企業「バスクリン」のなかでも、お風呂を誰よりも知り尽くすスペシャリスト集団「チームお風呂博士」が、ビジネスマンに向けてお風呂の魅力を紹介します。

健康効果はもちろん、目的別の入浴法から、入浴剤の選び方まで、お風呂にまつわるあらゆることを医学的データも交えてお伝えします。

これまで〝なんとなく入浴〟していた人も、あまりお風呂に入ってこなかった人も、これをきっかけにもっとお風呂を好きになってもらえたらうれしいです。そして、その入浴習慣をビジネスに活かし、この本の情報が、一人でも多くの方の充実したフローライフを送る手助けとなることを心から願っています。

目次

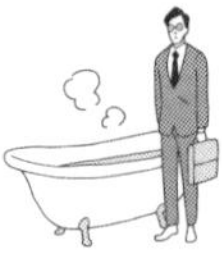

序章

お風呂は日本人のアイデンティティ

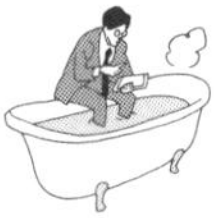

第1章 イケてる男ほどお風呂に入る 最高のパフォーマンスを引き出す〝フローライフ〟とは

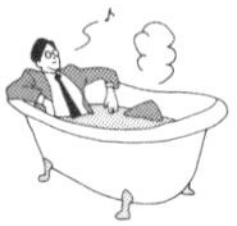

第2章

疲労回復　集中力アップ　ストレス軽減 睡眠の質向上　免疫力強化 目的に合わせてお風呂の入り方を変える

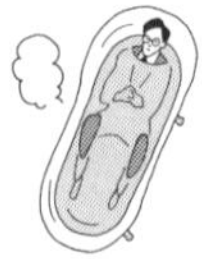

第3章

入浴効果を高め、入浴中の時間を愉しむフローライフを充実させるアイデア

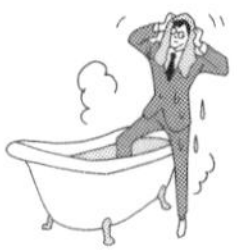

第4章

保湿された肌にほぐれた筋肉――お風呂上がりは〝男を磨く〟ゴールデンタイム

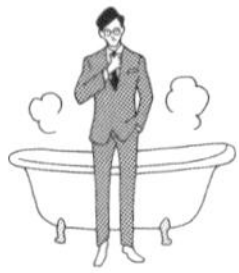

第5章

お風呂の世界は奥が深い もっとフローライフを愉しむために

※本書で紹介している入浴法は、あくまでも参考です。お試しの際は、ご自身の体調に合わせて無理をしないでください。また、持病のある方は医師にご相談ください。
※本書では着衣で入浴しているイラストがありますが、着衣での入浴を推奨してはおりません。

序章

お風呂は日本人のアイデンティティ

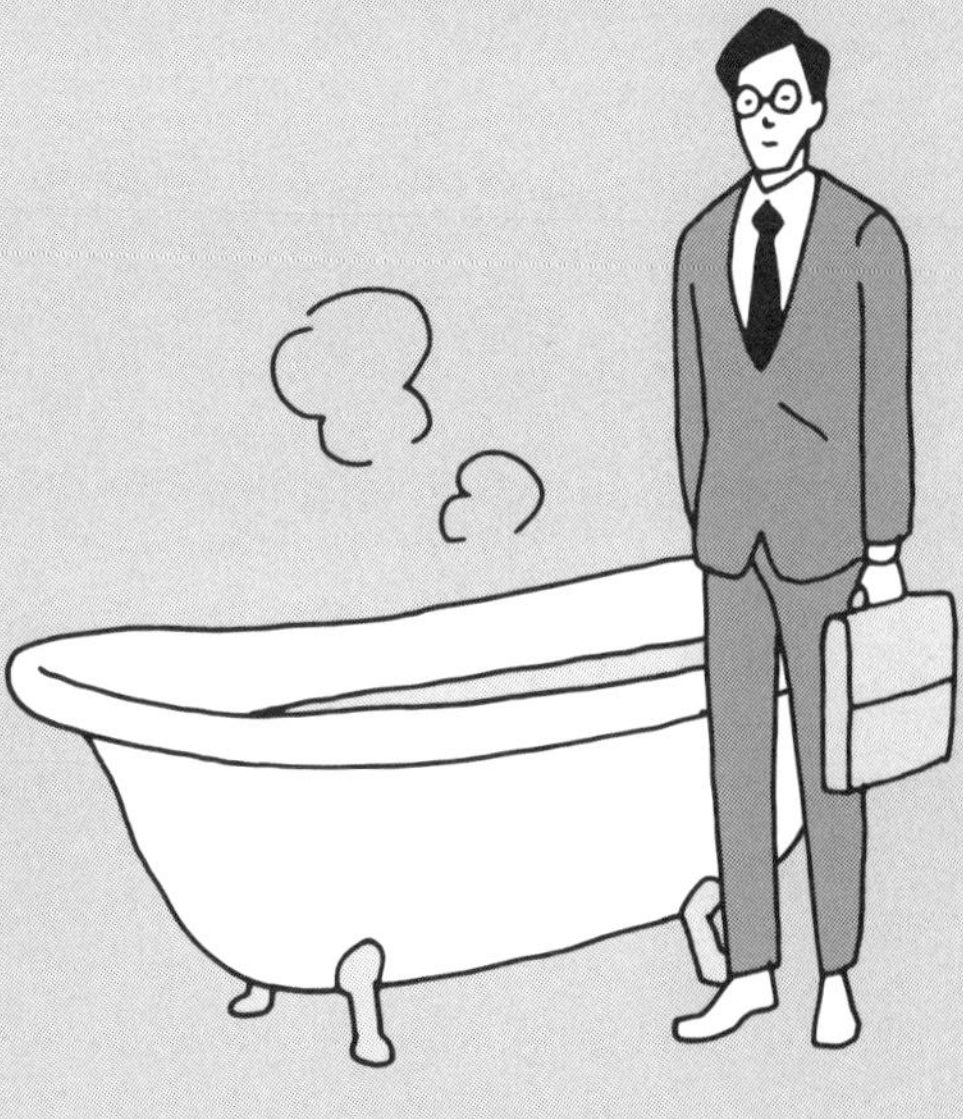

お風呂は日本人にとってとても身近な存在です。しかし、あまりにもありふれた日常のものであるため、深く考えたり改めて調べてみたりする機会は少ないと思います。お風呂に入るときに大切な要素は3つあります。それは、お湯の温度、入浴時間、そしてお湯の量です。お湯の温度が38〜41℃（季節によって変動）、入浴時間は10〜15分、そして、お湯の量は〝肩までつかるくらい〟が基本とされていますが、これは入浴の目的によって変わってきます。特に、この本で紹介している「朝のリフレッシュ入浴」と「夜のリラックス入浴」では、それぞれ数値が違ってきます。そのため、ビジネスパフォーマンスを最大限に引き出すためには〝目的別にどの入浴法が最適なのか〟を詳しく解説していきます。

忙しい毎日のなかでも健康を維持しつつ、ビジネスパフォーマンスを高め、安定させていく。そんなビジネスマンのための最適かつ効率的な入浴法を大公開します。

お風呂とともに生きてきた日本人

日本での〝入浴文化〟は、なんと6世紀頃に始まりました。中国から仏教とともに伝来し、からだを洗い清める〝禊《みそぎ》〟がその原点です。

当時の風呂は蒸気でからだの汚れを浮かせて洗い流す〝蒸し風呂〟でした。湯気に当たって柔らかくなった皮膚は笹の葉などで軽くたたいたりなでたりして垢を落とし、その後、ぬるま湯や冷水でからだを洗っていました。いわば、これは現在のサウナと同じです。

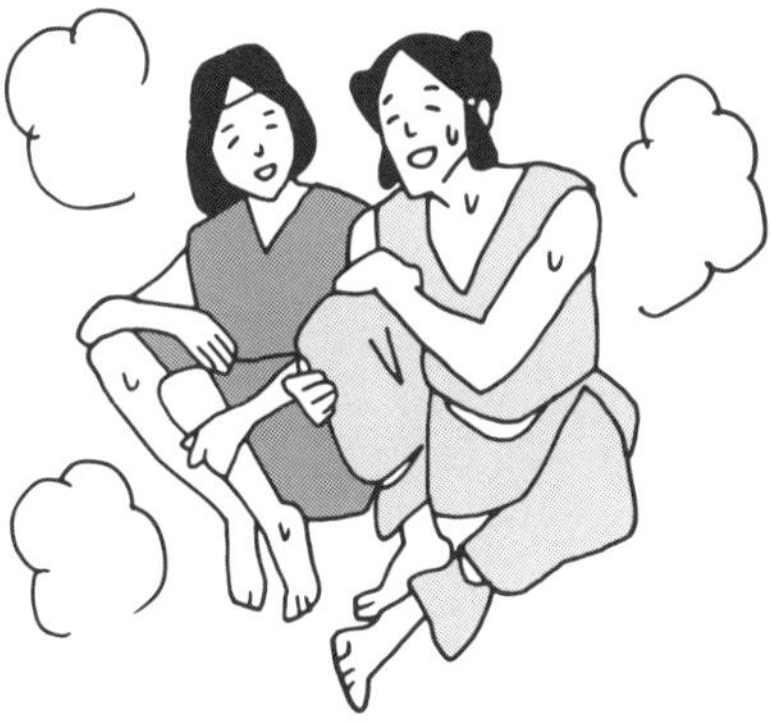

その後、江戸時代の中期以降（約270年前）にからだにかけるもの（行水）から、全身でつかる形に変化しました。

ちなみに、今も残る日本最古の湯船は、東大寺（奈良市）の大湯屋《おおゆや》にある「鉄湯船《てつゆぶね》」（2000～3000L）です。約1000Lの大釜でお湯を沸かし「鉄湯船」にお湯を供給する給湯方式だったようです。

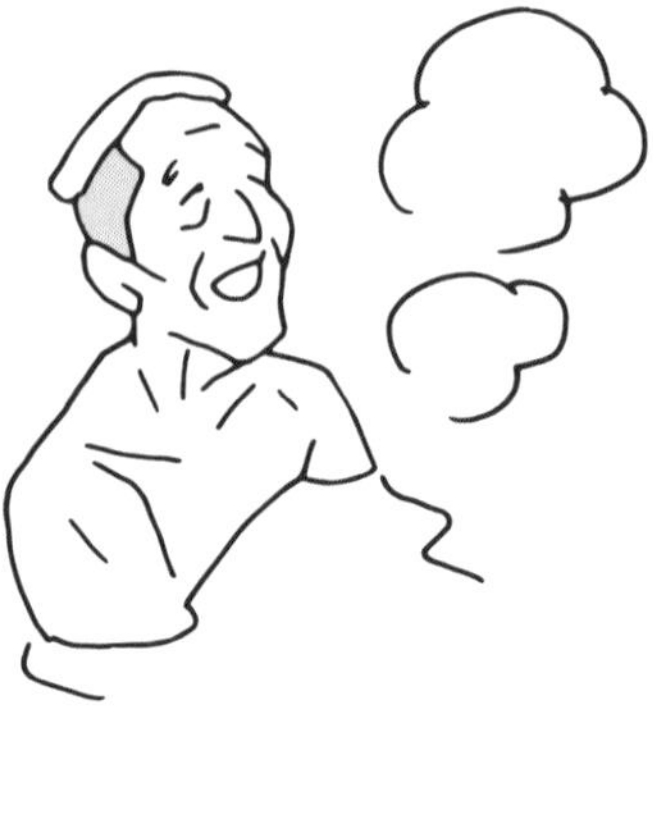

偉人たちが成功できたのはお風呂のおかげ!?

お風呂を愛した歴史上の偉人も数多くいます。

例えば、歴代の徳川将軍は、なんと江戸城まで温泉を樽に入れて運ばせていました。三代将軍家光の頃までは箱根、熱海の湯など徳川家と縁の深いエリアの湯が中心でしたが、八代将軍吉宗は草津温泉からも献上させており、「御汲湯《おくみゆ》」と呼ばれたこの慣習は恒例化しました。

将軍が入るお湯なので、樽を地面に置くことは許されず、「御湯樽奉行」たちが肩から肩へと引

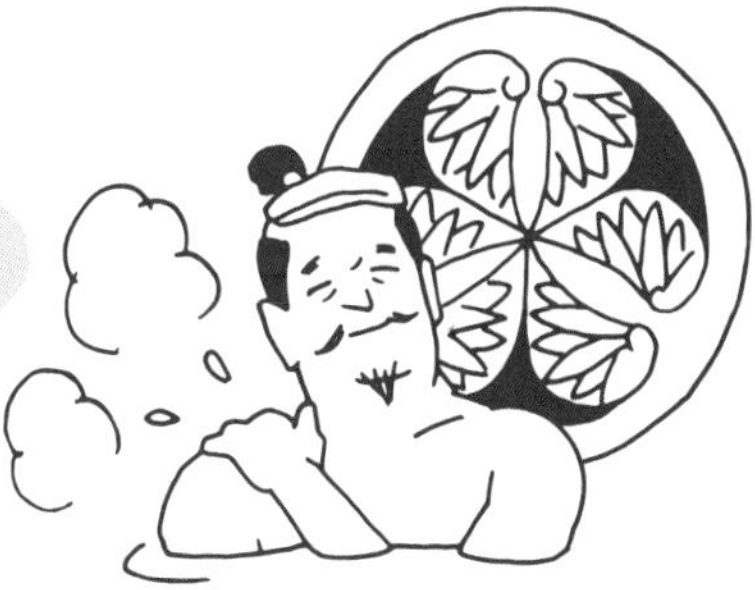

き渡して運んだそうです。

また、豊臣秀吉も有馬温泉を好んでいたことで知られ、有馬温泉の温泉街には秀吉ゆかりの像が今もたたずんでいます。

あの福沢諭吉も銭湯経営していた！

慶應義塾の創始者である福沢諭吉は、明治初期、銭湯を経営していました。『公衆浴場史』（全国公衆浴場業環境衛生同業組合連合会　1972年）によると、明治8～9年頃に福沢は、慶應義塾の向かい、（東京都港区）三田通りにあった湯屋を譲り受ける形でオーナーになったとのことです。1カ月、10円50銭の揚銭（家賃）でお風呂屋に貸していたようです。

経営的には失敗だったようですが、福沢諭吉の『私権論』のなかには、銭湯の例を取り上げながら、自由平等を説く一節があります。

銭湯に入る者は、士族であろうが、平民であろうが、みんな等しく八文の湯銭を払い、身辺に一物なく丸裸である。また同じ湯槽にはいっているではないか。それなのに、どうしてか、平民は士族の人に旦那、旦那と尊称してよび、士族は平民の人たちを貴様、貴様と軽蔑しても、平民はただただ恐縮しているのはなぜか。銭湯の入浴には、なんら上下の区別なく平等であり、かってにはいっても、出ても自由である。（『公衆浴場史』）

『学問のすゝめ』の「天は人の上に人を造らず、人の下に人を造らずといへり」というあの有名な一節を思わせます。

こうして日本最初の入浴剤は誕生した

人々は古くから温泉を病気やケガの治療、および健康保持増進に役立ててきました。また、同じように薬用植物の利用も盛んに行われています。入浴剤は、これら天然の温泉と薬用植物による薬湯に由来しています。

温泉由来としては、温泉成分である〝湯の花〟を粉末・結晶化させたものが有名です。温泉は筋肉・関節の慢性的な痛み、冷え症や末梢循環障害、軽症高血圧などに対するさまざまな効能をもちま

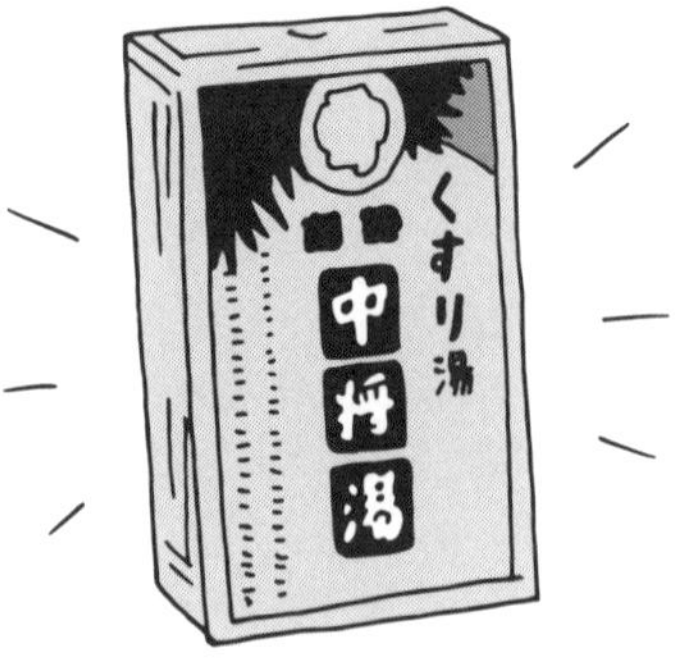

す。

植物由来は薬用植物を用いた〝薬湯〟から派生し、端午の節句の菖蒲湯や冬至のゆず湯のように、古くから庶民の間に慣習として受け継がれてきました。

ちなみに菖蒲湯とは、邪気を払うといわれる菖蒲を入れた湯で血行促進効果が期待できます。鎌倉・江戸時代の武家社会では、5月5日の端午の節句に菖蒲の葉を〝刀〟に見立てて飾り、菖蒲を〝尚武《しょうぶ》〟と語呂合わせをしたといわれています。

ゆず湯は、「ゆず＝融通が利く」「冬至＝湯治」の語呂合わせから、「冬至にゆず湯につかると、風邪をひかずに冬を越せる」といわれています。

国内で初めて販売された入浴剤は、1897年のくすり湯「浴剤中将湯」です。夏はあせもに効き、冬は温泉のようにからだが温まると口コミで広がり、銭湯で評判となりました。

TOPIC お風呂にまつわるワード解説

風呂

「風呂」の語源は、お寺の職人により石や土で造られたサウナ室の「室《むろ》」を指していたといわれていて、江戸後期の国語辞典『和訓栞《わくんのしおり》』によると茶道具である「風炉《ふうろ》」(茶釜上に置いて湯を沸かす)に似ているからともいわれています。

湯浴み

からだや髪を洗い、清める沐浴《もくよく》のことを〝ゆあみ〟(湯浴み)といいました。「ゆ」とは、清らかなもの、けがれがないという意味です。元来は水浴であり、沸かしたお湯でからだを洗うことは、裕福な人たちでなければできませんでした。

銭湯

平安時代の公卿が書いた日記の『永昌記』（１１１０年）、『中右記』（１１２９年）には、京の一条に「湯屋」と称する商業施設があったことが記されています。また、鎌倉時代末に京都・八坂神社境内に銭湯があった記録が残っています。

江戸には銭湯が次々と建てられ、入浴の習慣は庶民にも浸透していきました。徳川家康が江戸に移った翌年、１５９１年に銭瓶橋（常盤橋と呉服橋の間）のほとりに銭湯がつくられたのが最初といわれています。

以降、今に至るまで銭湯文化は続いています。各家庭に浴槽が普及したのは高度経済成長期に入ってからのことです。

ちなみに関東の銭湯は、湯船が奥にあり壁には富士山の絵が定番ですが、関西の銭湯は湯船が中央にあることが多く、地域によって、湯船の配置はさまざまです。

湯船

江戸時代、風呂を設置した船で、銭湯のない場所や少ない地域を巡回する商売が登場しました。そして、その移動船から「湯船」という言葉が生まれたといわれています。今でいえばデリバリー銭湯とでもいうところです。

浴衣

本来、入浴する際は着物を着ており、この着物を湯帷子《ゆかたびら》といいます。江戸中期頃から裸で入浴するようになり、次第に夏の着物「浴衣」となりました。

風呂敷

風呂敷は、本来、物を包んだりするための布で「平包み《ひらづつみ》」と呼ばれていましたが、風呂の着替え時の敷物にしたり、脱いだ衣類を包んだりするなどの用途が加わった江戸時代に「風呂敷」という言葉が生まれたといわれています。

カラスの行水

「入浴時間が短い」ことを指します。カラスはきれい好きで、毎日1〜3分間の水浴びをする光景が由来とされています。反対に長風呂のことは「腰抜け風呂」「垢も身の内」といわれています。

TOPIC 世界の風呂の発祥地・ローマには水風呂もあった！

世界に目を向けてみると、入浴施設の登場は紀元前6世紀頃のローマだといわれています。「湯浴はからだを惰弱にする」として、当時は運動のあとに水でからだを洗うという冷水浴が推奨されていたようです。ただ、全身浴やサウナもあり、石鹸や垢すりでからだを洗浄し、オイルマッサージなどもしていたという話もあります。

紀元3世紀頃には、スポーツ施設やショッピングモールも併設された大規模な入浴施設が建設されましたが、宗教上の快楽の禁止、伝染病（ペスト）の流行などによって廃止され、その後は温泉施設だけが残り、滞在型の温泉療法は今も行われています。

第1章

イケてる男ほどお風呂に入る
最高のパフォーマンスを引き出す
〝フローライフ〟とは

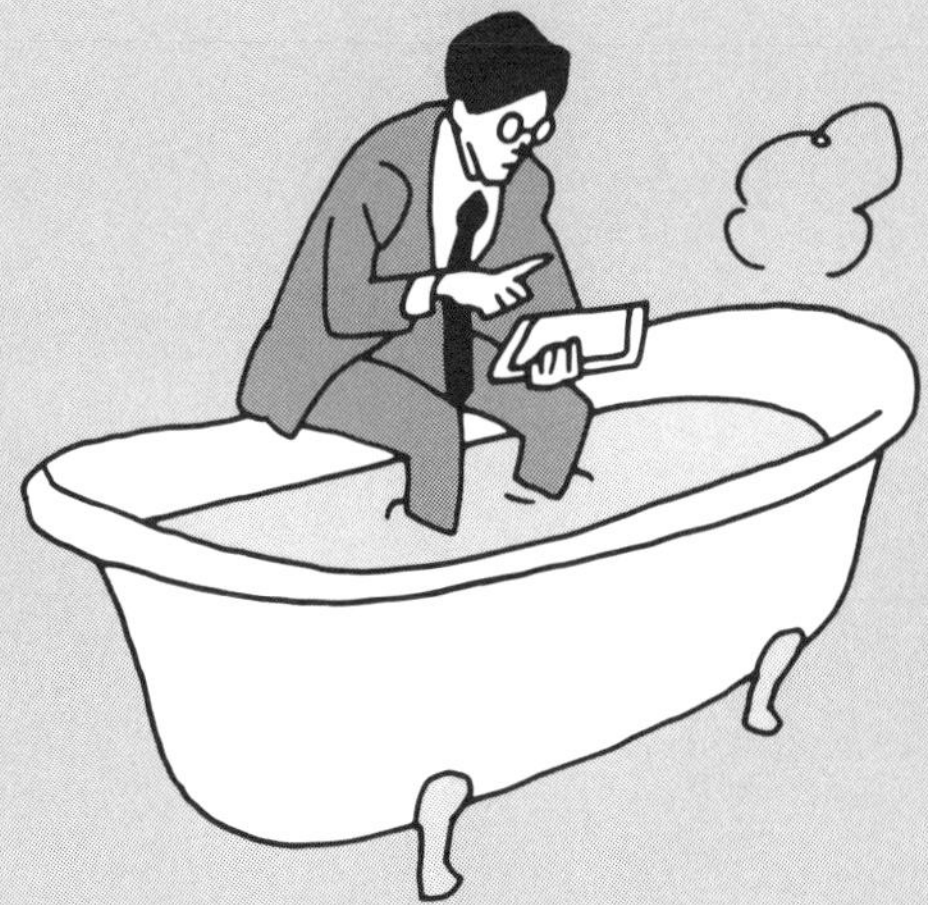

入浴こそ、デキるビジネスマンになるための最高の手段だった！

入浴、特にお湯につかる浴槽浴には、一日の疲れを癒やすリラクセーション効果だけではなく、からだの深部体温に働き掛けることで、睡眠の質や免疫機能の向上といった、さまざまな効果を期待することができます。

「夜は時間がないからシャワー浴だけ」という人は多いと思います。

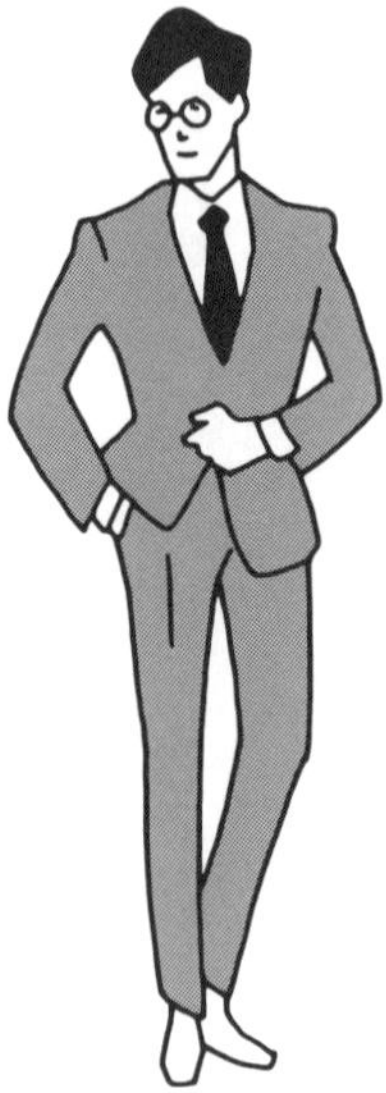

しかし、からだのコンディションや免疫機能に深く関わりのある深部体温に働き掛けられるのは浴槽浴ならではの効能です。その体温スイッチをオン・オフすることで、信じられないほど、いろいろな健康効果を享受することができるのです。

ビジネスパフォーマンスを高める！お風呂の効果

温かいお湯につかると、誰もがリラックスした気分を愉しめます。これは、湯につかると「温熱」「水圧」「浮力」の3つの物理的作用が働くためです。この3つのチカラを利用することで、よりお風呂による健康効果を得ることができます。

【温熱作用】

お風呂に入ると「温まって疲れが取れる」

湯につかれば、からだは芯まで温まります。これが温熱作用です。
温熱作用によって皮膚の毛細血管や皮下の血管が広がり、血流が良くなります。そのおかげで体内の老廃物や疲労物質は除去され、コリがほぐれ疲れが取れて、腎臓の働きも良くなり、利尿作用が働きます。そして、入浴の仕方によってはＨＳＰ（ヒートショックプロテイン）という、ストレスから身を守るタンパク質が生成され、細胞が活性化し、ストレスのかかった細胞を修復することも期待できるのです。

【水圧作用】
お風呂に入ると「全身の血行が良くなる」

お風呂でからだにかかる水圧はなんとウエストが３〜６㎝も細くなるほどといわれています。
この水圧で、脚に溜まった血液は押し戻され、心臓の働きを活発にし、血液やリンパ液の循環が促進されます。さらには腹部にかかる水圧が横隔膜を押し上げて肺の容量を減少させるため、空気を補おうと呼吸の回数が増えて心肺機能が高まるのです。

【浮力作用】

お風呂に入ると「気分がリラックスする」

プールや海に入ると浮力でからだが浮きますが、これは浴槽でも同じです。お湯につかると、体重は9分の1程度になります。体重を支えていた筋肉や関節は重い任務から解放され、脳への刺激が少なくなりくつろぎを感じさせてくれます。お湯につかると「アーッ」と思わず声が出るほど気持ちがいいのは心が解放されているからなのです。

一日の疲労を〝洗い流す〟

心身が疲れている日は、ついシャワーだけで済ませてしまう、という人も少なくありません。お湯につかること自体が刺激、負担に思えるからだと思います。

ところが、そういうときこそ浴槽浴が効果的なのです。例えば、激しい運動をしたあとは軽い運動でクールダウンしたほうが疲労の回復が早いのと同じで、疲れた一日の終わりにお湯につかるとメリハリがつき、疲れが取れやすくなるからです。

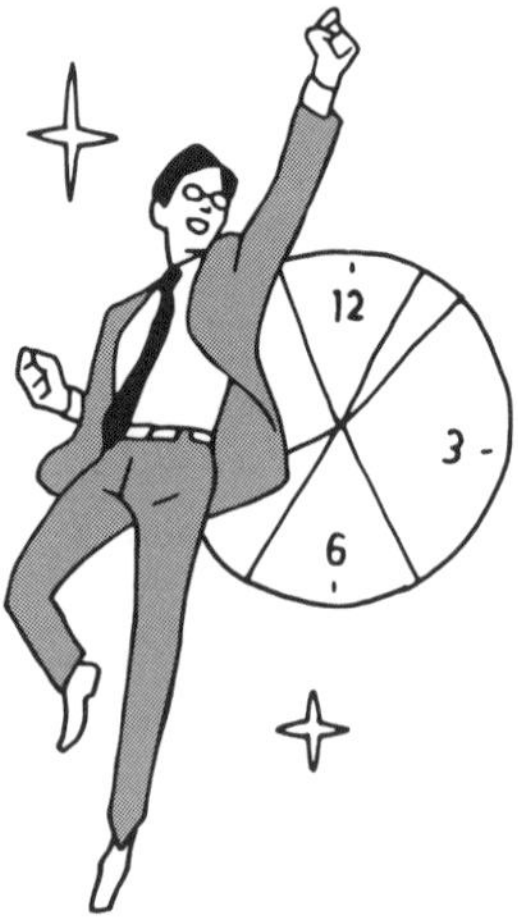

しかも、温熱作用によって血行が良くなり、肩や腰のコリもほぐれていくのを感じるでしょう。また湯につかることで水圧を受け、全身が緩やかな指圧を受けた状態になり、血行が促進されます。さらに筋肉の疲労や痛みが緩和されたり、リラックス作用や睡眠の質を向上させたりする作用もあります。

集中力を即時に高めてくれる

残業や深夜帰宅など、寝不足が続くと、出社しても仕事モードに切り替わらず、頭の回転が悪く集中力に欠けるなど仕事の生産性が上がらなくなることがあります。そんなときに便利なのが、お風呂の湯温を高めることによる、一時的な〝気付け〟術です。

頭の回転が鈍くなったり、眠くなったりする

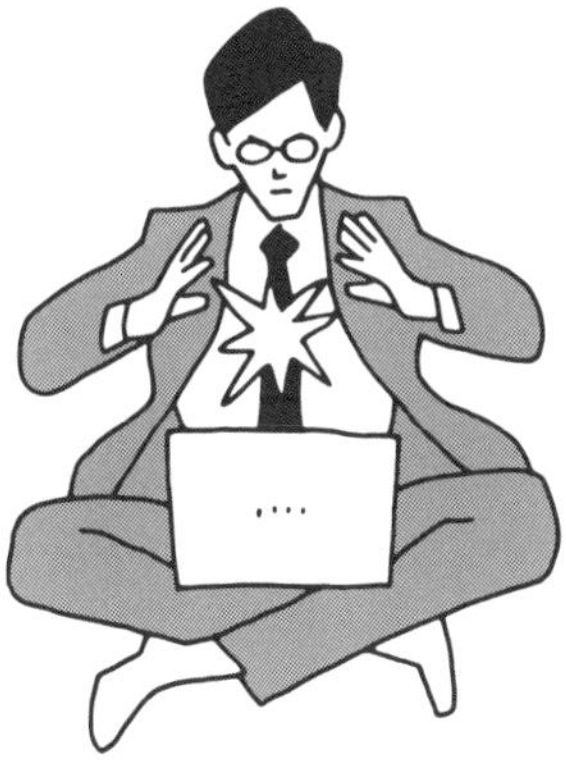

のは自律神経の働きが低下しているからです。そこで、交感神経を優位にすることで自律神経にアプローチし、からだを目覚めさせましょう。ポイントは、湯温を41～42℃に設定し、3～5分と短時間だけつかる方法です。すると、お湯の熱さによりからだと頭を目覚めさせることができます。

もちろん、これはお風呂時間を愉しむための方法ではないので、長時間、お湯につかるのはNGです。かえって体力を消耗して、さらに疲れてしまうので、あくまで短時間だけつかるようにします。また、このときにミントやメントールなど清涼成分が配合された入浴剤を使うとすっきりしてさらに効果が上がります。

ただ、お湯を張るのが面倒だったり、その時間がなかったりする場合は熱めのシャワー浴をするだけでも目が冴えます。

ストレスを軽減させてくれる

ビジネスマンは日々、さまざまなストレスにさらされており、心身のコンディションは外部環境に大きく左右されます。適度なストレスは仕事をするうえでは良いのですが、過度な緊張やプレッシャー、寒暖差の激しい季節の変わり目などには、調子を崩すこともしばしばあります。

これには自律神経（交感神経、副交感神経）の働きが深く関わっています。変化やストレスで緊張が続くと交感神経が優位になり、精神的な疲ればかりでなく、疲労感の蓄積やからだの冷え、痛みなど、数々の症状が現れます。ストレスを受け

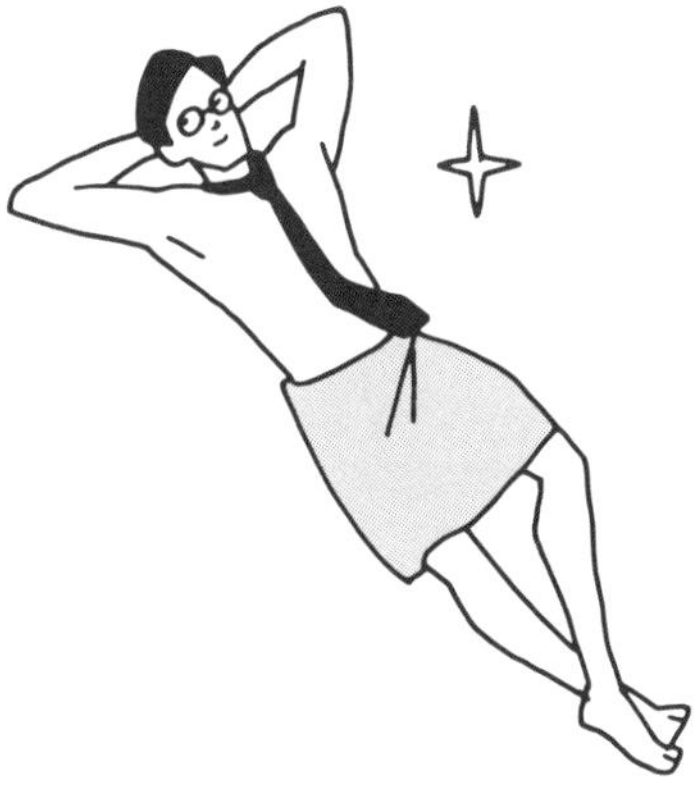

図表1　意図的にストレスをかけたあとに入浴する実験

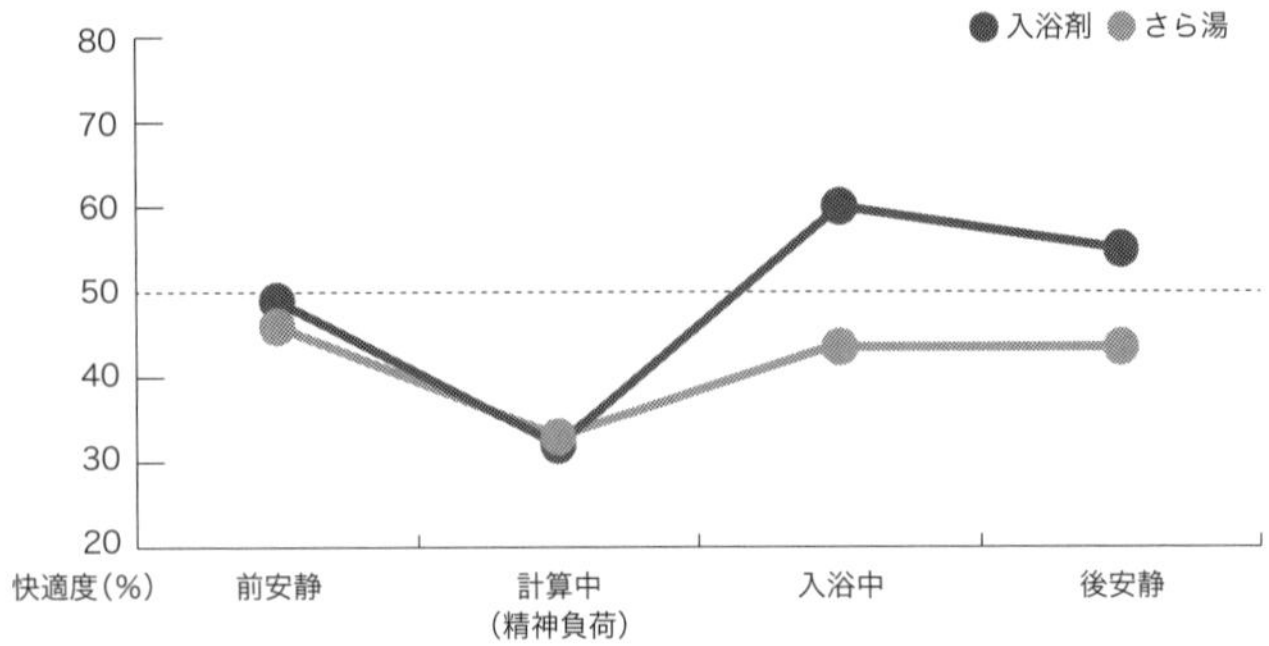

出典：「浴用剤のリラクセーション効果を脳波で実証」バスクリンニュースリリース2007年

て緊張状態にある心とからだをほぐすためには、副交感神経を優位にすることが大切で、それには心身ともにリラックスできる浴槽浴が有効なのです。

特に入浴剤を使った浴槽浴はストレス緩和に効果があります。実際に意図的にストレスをかけたあとに入浴するという実験をしたところ、ゆずの香りの入浴剤を入れた場合、脳波（α波）のリズムが入浴中に快適度の高い状態になり、それが入浴後もキープされました。ゆずの香りは単に鼻に快いだけではなく、ストレスも低減させることが証明されたのです。

良質な睡眠が取れる

氷を触ると、すぐに手が冷たくなるように〝皮膚温度〟は変化しやすいものです。一方、筋肉や脂肪といった組織は、環境による温度変化に影響されないように遮熱作用により守られています。しかし、こういった組織にアプローチできるのが浴槽浴です。

実際に40℃のお風呂に10分入浴して体温を測定したところ、深部体温が約1℃上がっていたという

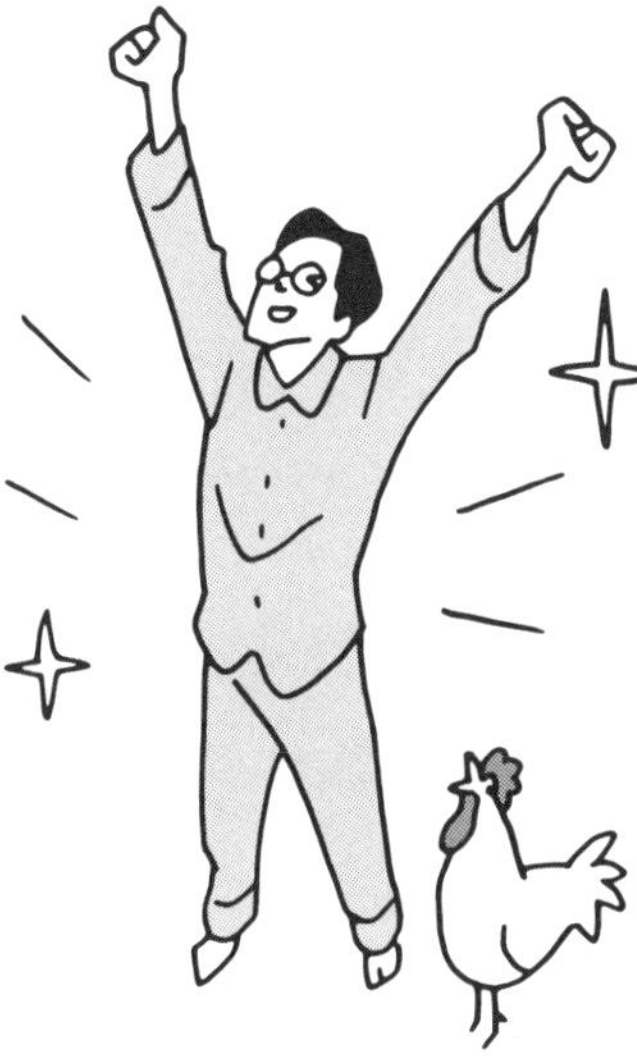

データもあります。そして、この一時的に上がった深部体温が、熱を放散して下がり始めることで、人は眠気を感じるようになっています。

したがって、良質な睡眠を得るためには浴槽浴がとても有効なのです。コロナ禍で一時的な睡眠障害に悩んでいる人の声を耳にしますが、そういった人はまず浴槽浴をしてみるとよいと思います。

目覚めが良くなる

浴槽浴をすることで起床時の目覚めも良くなるというデータがあり、より良質な睡眠が取れると推察されます。

起床時の心理尺度（心理的な物差し）を使って睡眠状態を評価する調査では、浴槽浴をしたほうが覚醒感や睡眠維持に関してシャワー浴よ

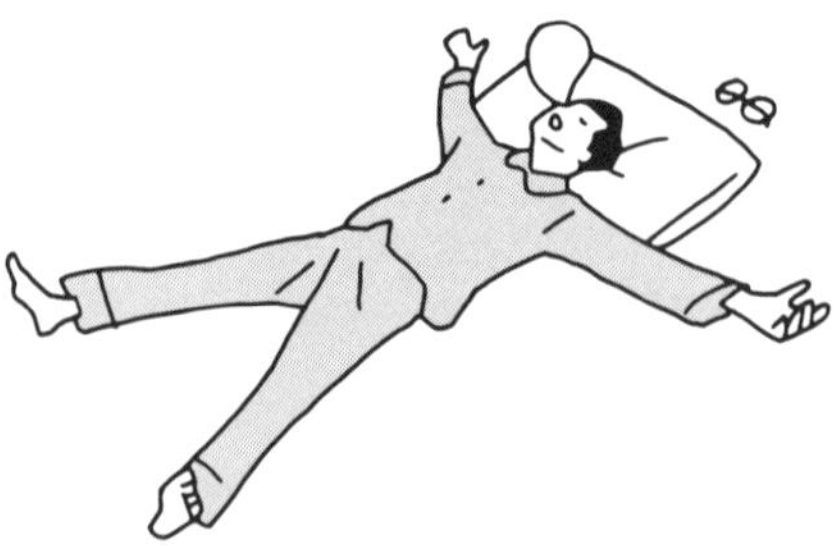

図表2　起床時の睡眠状態を評価する心理尺度を用いた調査

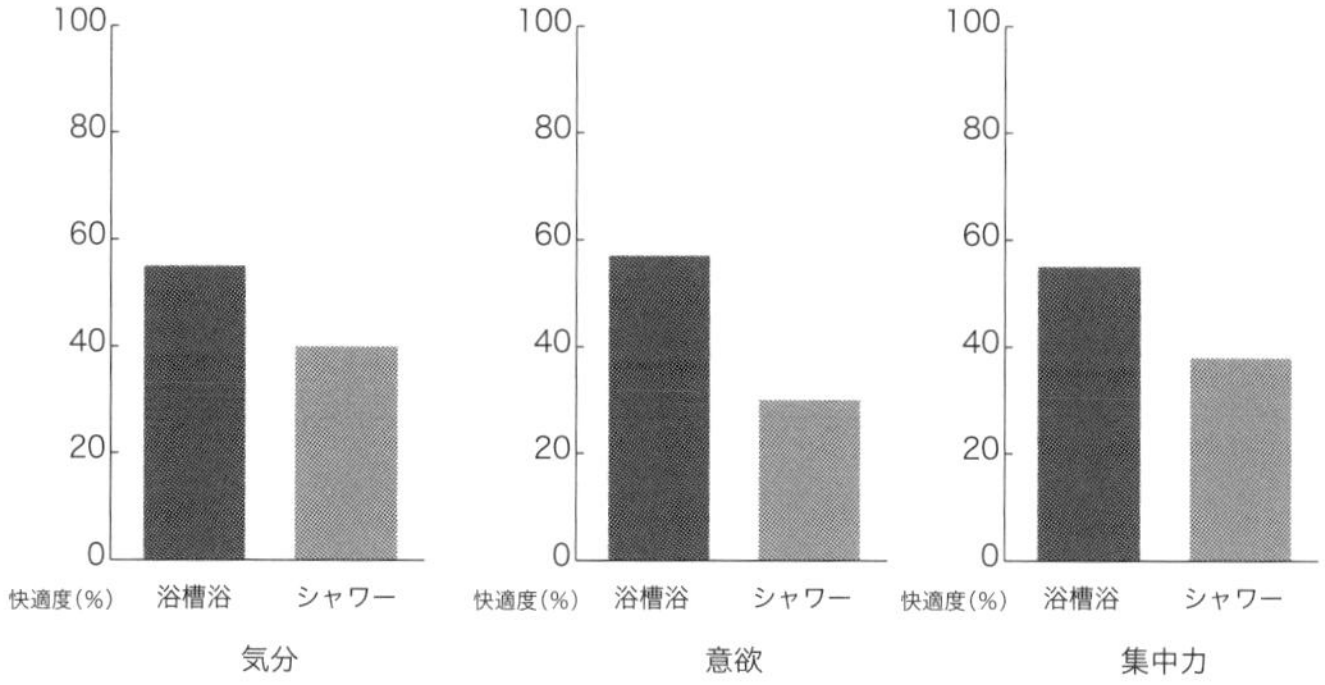

出典：「夏季の入浴実態およびホテルでの浴用剤浴と睡眠に関する検討」バスクリンニュースリリース2011年

り「良質な睡眠が取れていた」と分かりました。

しかも、起床時の気分・意欲・集中力のすべてにおいて、浴槽浴がシャワー浴より良い睡眠を取れている傾向にありました。

季節の変わり目は体調がゆらぎがちになります。早朝から重たい会議などがあれば、心理的にも肉体的にもストレスがかかります。そういう大切な日の前日こそ、ぐっすり眠れるようにお湯につかってみてください。

ダイエットの効果促進につながる

30代は仕事環境やからだの代謝の変化によって、体型が変わりやすい年代です。

入浴はダイエットをしたい人にとってもさまざまなメリットがありますが、お湯につかってたっぷり汗をかき、お風呂上がりに体重計に乗ったら体重が減っていたからといって喜ぶのは早計です。

なぜなら入浴中に汗をかき、体内から一時的に水分が減っただけで、浴後

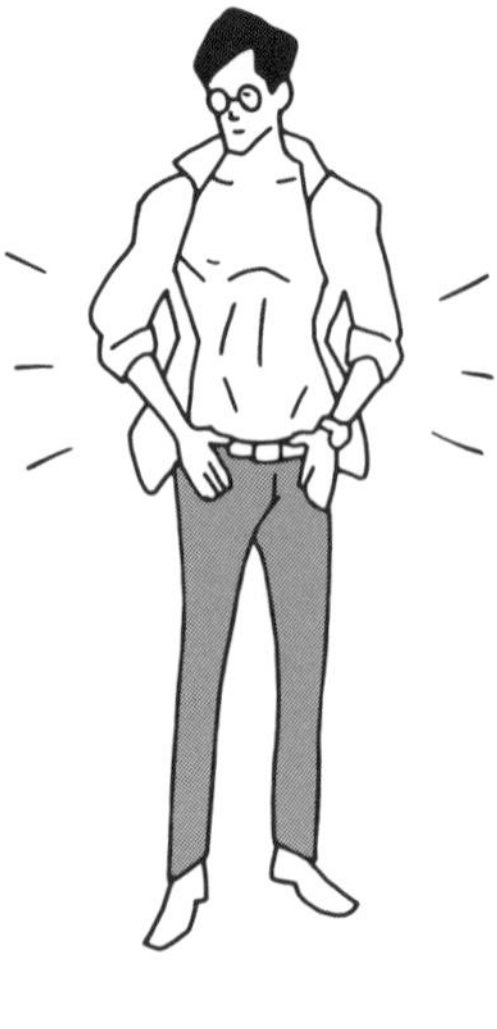

の水分補給で元に戻ってしまうからです。

ダイエットに有効な入浴法は、適切な時間をかけて肩までつかる全身浴です。入浴による体温上昇や入浴後の保温効果によって、消費カロリーのアップが期待できます。またお湯の水圧による締め付けでからだ全体の血流が促され、水圧によって指圧されている状態に近いため、手足のむくみ解消にも一役買ってくれます。

しかし、これらはあくまでダイエットをサポートする効果しかありません。実は温浴の最大のダイエット効果は、食欲をコントロールするホルモン「レプチン」が上昇することです。また、食事の前にお湯につかると、皮膚の血管が拡張し、胃腸の血管が収縮します。この働きによっても胃腸の働きが緩慢になり、脳に働き掛けることであまり空腹を感じなくなるのです。食欲を抑えることで食べ過ぎがなくなり、ダイエット効果を得ることができます。

肌がきれいになる

浴槽浴でスキンケアを行うなら、スキンケア成分を配合した入浴剤を使うのが、手軽で有効な方法です。

全身にくまなく保湿効果を発揮し、ボディクリームやローションのように塗り残しの心配もありません。

スキンケア系の入浴剤を使用したお湯とさら湯とで、入浴後の肌の水分量の変化を見てみると、さら湯では入浴後10分から、入浴前よりも水分量が少なくなってしまいます。一方、スキンケア系の入浴剤を使用

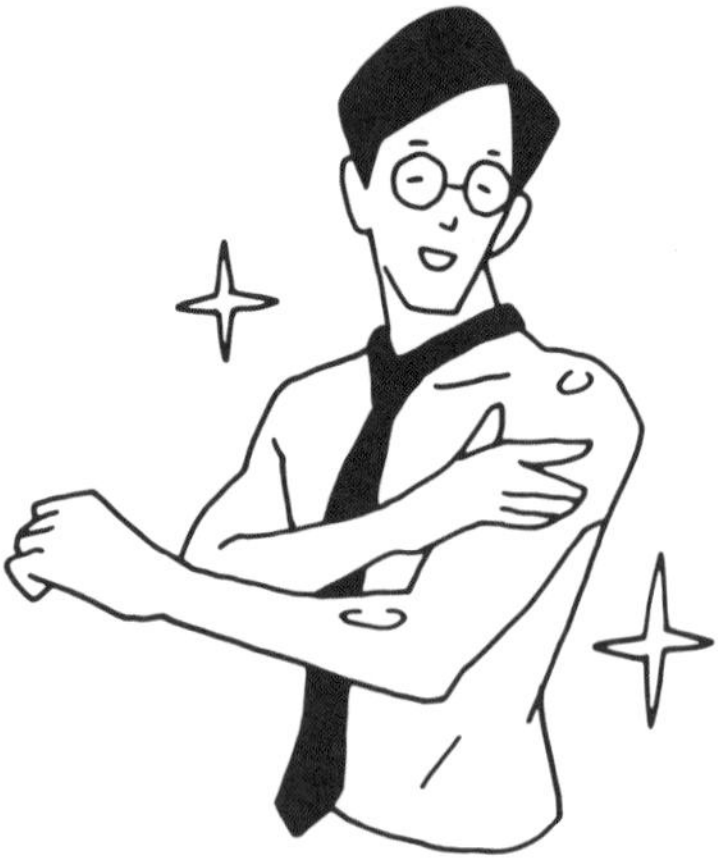

図表3　スキンケア系入浴剤を使用した際の皮膚の水分量

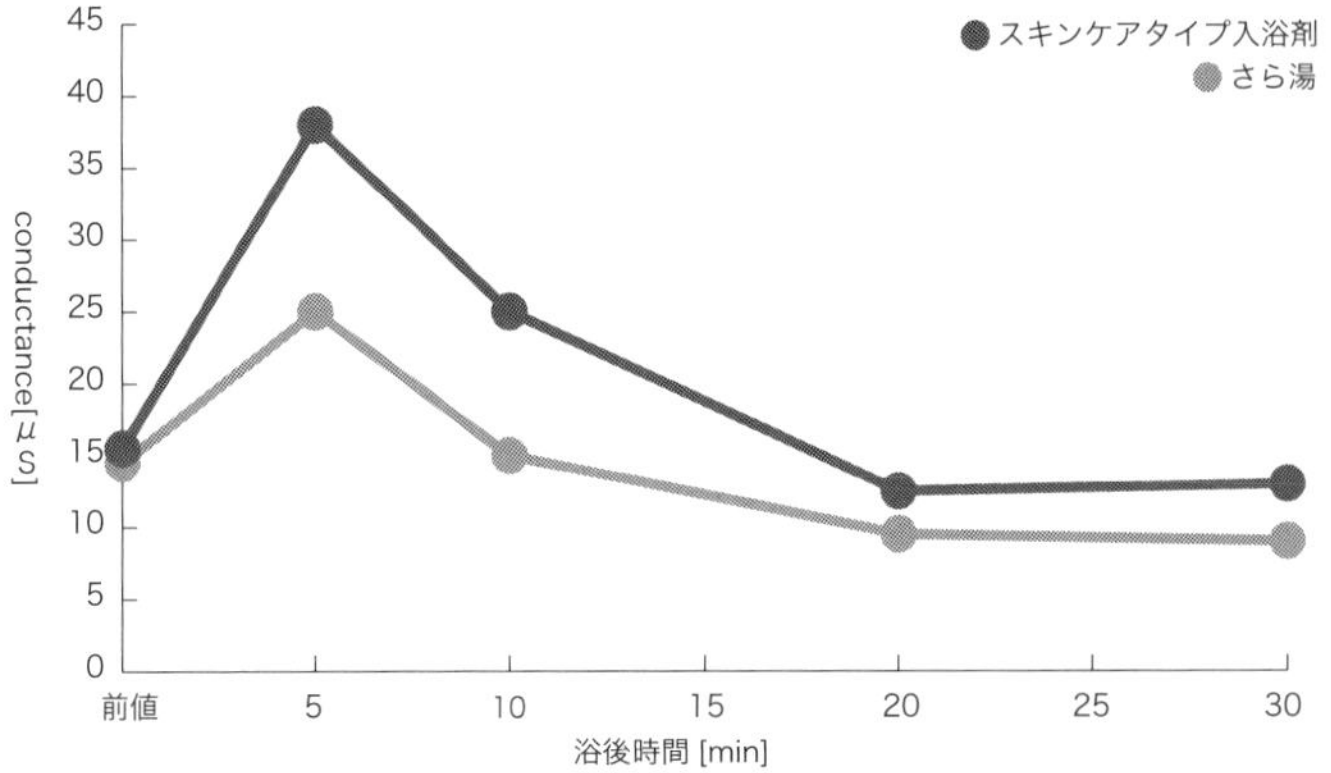

出典：「入浴剤開発におけるアミノ酸の製品への応用」FRAGRANCE JOURNAL 2004年

した場合は、肌の水分量はキープされています。

そのため、こうしたスキンケア系入浴剤は「入浴後にスキンケアをするのは面倒だけど、肌がかさついてしまうのは気になるし……」と思っている男性にこそおすすめしたい入浴剤です。

忙しい毎日のなかでは、仕事と同様にスキンケアも効率よく行うのがデキるビジネスマンです。

コミュニケーション力が高まる

私たちが浜松医科大学と大東文化大学と共同で入浴習慣と健康状態との関わりを調べたところ、全身浴や浴槽浴の頻度が高いと活気や活力の評価項目が良好となり、抑うつや落ち込みが低くなるということが分かりました。

また東京都市大学との共同研究では、40℃までのぬるめのお湯で入浴している人は、40・1℃以上で入浴する人に比べて「社会的機能」が統計的に高いという結果になっています。そのうえ、入浴剤を使う頻度が7割以上の人は、7割未満の人と比べて「私は健康だ」という意識が高い傾向が見られたといいます。

「社会的機能が高い」とは、過去1カ月以内に家族や友人、近所の人、その他の人と

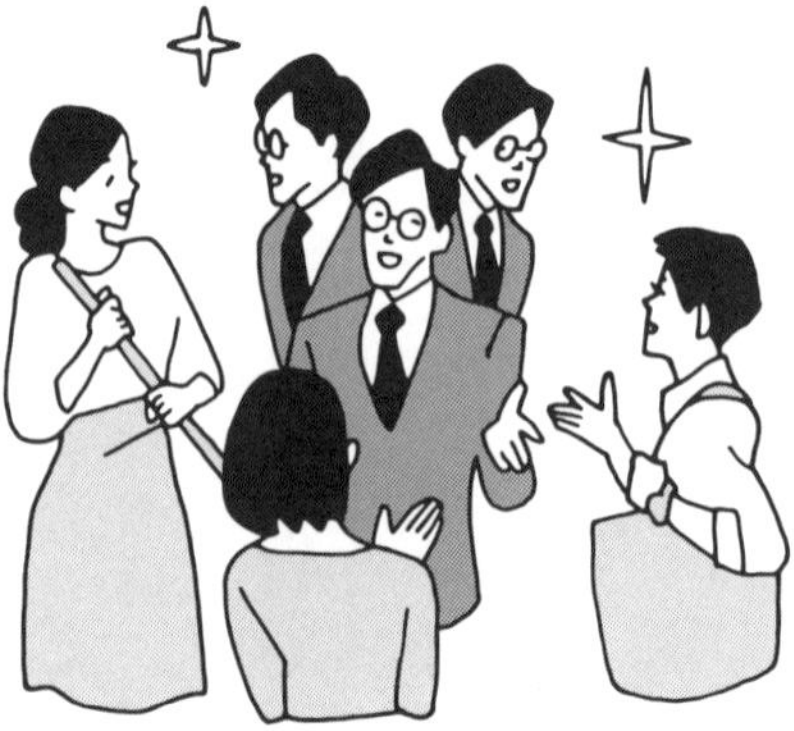

の普段の付き合いが、身体的または心理的理由で妨げられなかった状態を示しています。ぬるめのお湯での入浴やリラックス作用のある入浴剤によって、心身が回復し、不安や緊張をリセットすることができます。より穏やかな心の状態になることで、コミュニケーションが良好に保てるようになると考えられています。

未来の要介護認定リスクが約30％減少する

入浴習慣のある高齢者は、そうでない高齢者に比べて、未来の要介護認定リスクが約30％減少するという調査結果があります。

２０１８年に千葉大学が発表したもので全国8都道府県18市町村に住んでいる要介護認定を受けていない高齢者に3年間の追跡調査をしたところ、入浴頻度が週7回以上のグループは、２回以下の

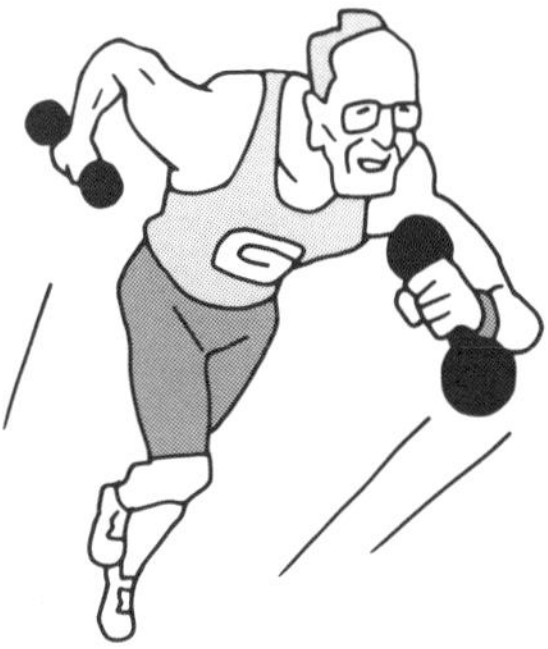

グループに比べて、要介護認定をされるリスクが夏は28％低く、冬は29％低いという報告がされました。入浴を行う動作や温熱刺激が一般的な運動と同様のトレーニング効果をもたらし、それが健康のために役立っているといいます。

入浴習慣をつけることは、30代のビジネスマンだけではなく、その親世代にとっても大切なことが示された結果でした。

ソーシャルジェットラグを起こさない

ソーシャルジェットラグとは社会的時差ぼけのことで、平日の睡眠中央時刻と休日の睡眠中央時刻の差のことを指します。

例えば、休日は平日に比べて遅寝遅起きになりがちですが、この差が2時間以上あると翌週の眠気や疲労感が蓄積するという報告があるほか、症状が進んでしまった場合には、抑うつや生活習慣病などの疾患とも関連があるといわれています。

不足した睡眠を取り戻すため休日に寝溜めをする人もいますが、推奨される睡眠負

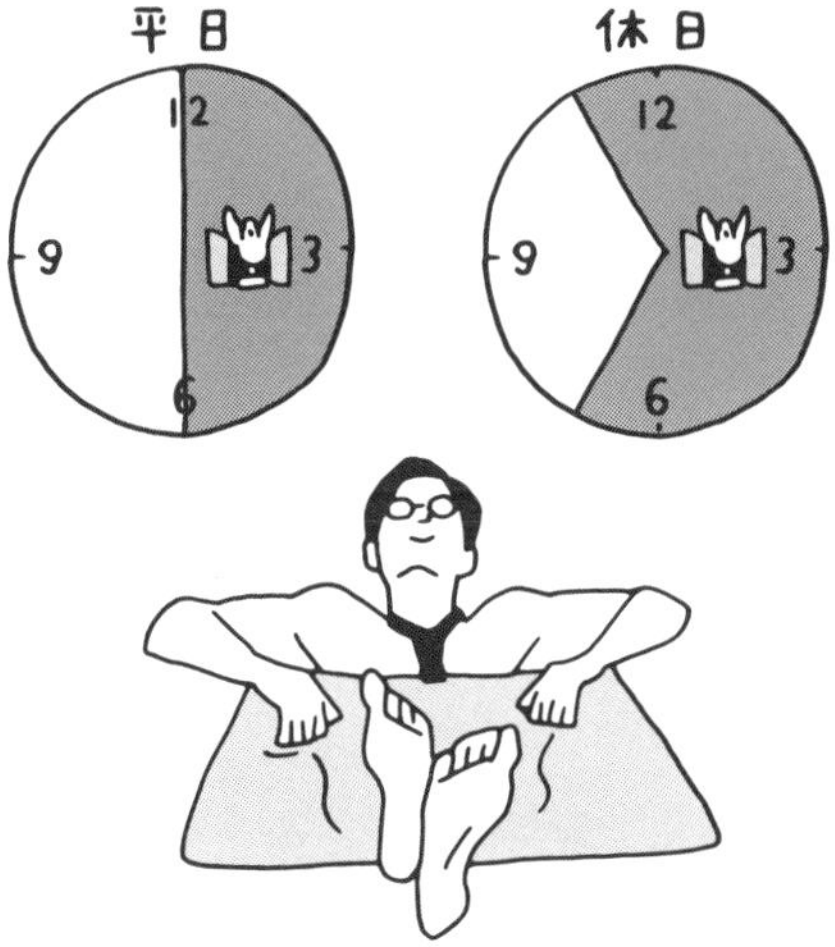

債解消法としては平日と休日の睡眠中央時刻を同じにすることです。例えば、睡眠時刻が平日0〜6時（睡眠中央時刻：3時）、休日2〜10時（睡眠中央時刻：6時）の場合、ソーシャルジェットラグは3時間で、この場合は休日の23〜7時（睡眠中央時刻：3時）に睡眠を取るという方法です。

そして、この方法で入眠を促すのに有効なのが浴槽浴です。就寝時間のおよそ90分前に浴槽浴を行えば、体温が落ちつくにつれて眠くなってきます。入浴して就寝時間を調整して、ソーシャルジェットラグも整えましょう。

運動のパフォーマンスが上がる

30代になると、20代の頃とは異なり、からだの〝余分な〟肉が気になり始めてトレーニングを始める人が増えてきます。また昨今ではボディメイクに励むビジネスマンも増えており、筋トレブームとなっています。さまざまなメディアで有効なトレーニング方法や筋トレに役立つ食事改善法などが紹介されていますが、そこで忘れてならないのが入浴の大切さです。

筋トレはもちろん、激しい運動を行うアスリートなどにとっても、入浴はとて

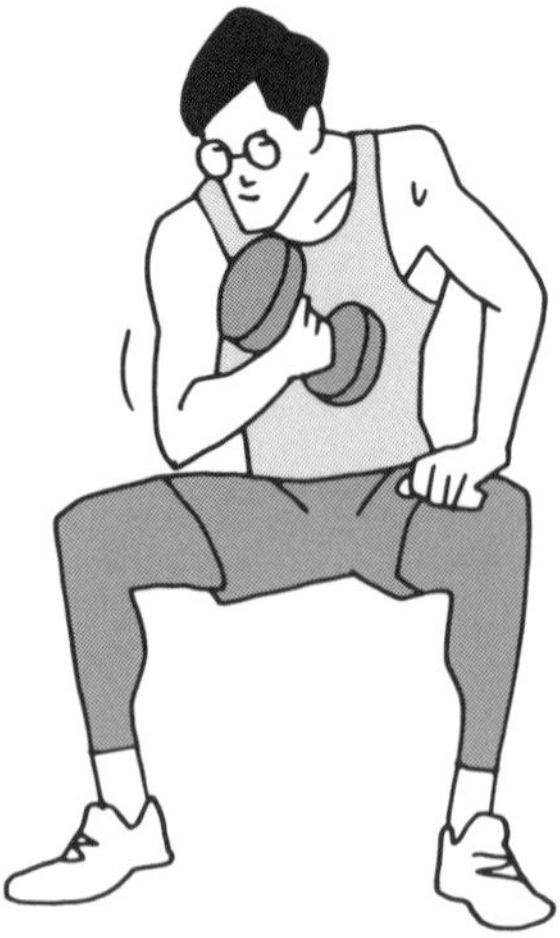

図表4　高強度の運動負荷を実施したときのパフォーマンスデータ
「1回目の測定値を100%とした2回目の運動パフォーマンス」

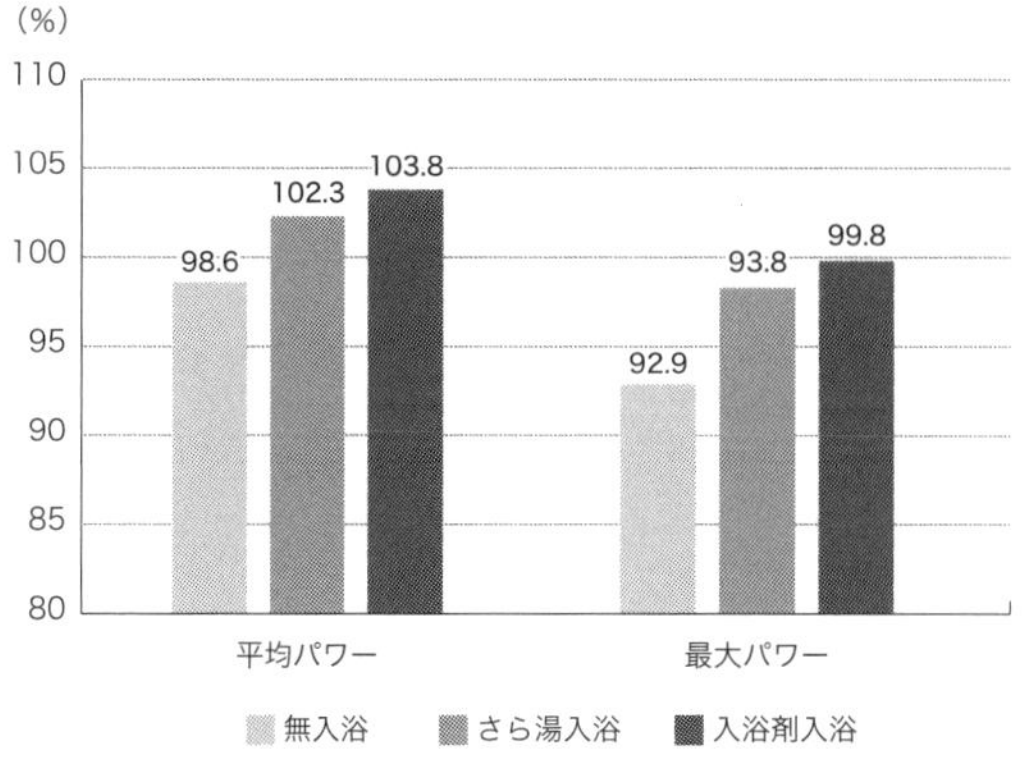

出典：「高強度運動の合間の『メントール配合炭酸ガス入浴剤』入浴がパフォーマンスを向上させる」
バスクリンニュースリリース2021年

も重要な役割を果たしてくれるのです。

入浴は筋トレや激しい運動のあとに発生する乳酸の除去を促進させ、疲労回復ができるというだけでなく、実は筋力トレーニングのパフォーマンス向上につながり、パワーアップが図れるのです。こちらは順天堂大学との共同研究により明らかになりました。

図表4は、高強度の運動負荷を30分の間隔をあけて2回実施したときのパフォーマンスデータです。30分の間に、湯温40℃で10分間の入浴を行い、入浴剤を使用した場合とさら湯の場合、また入

図表5　筋トレ後の入浴による乳酸値の比較

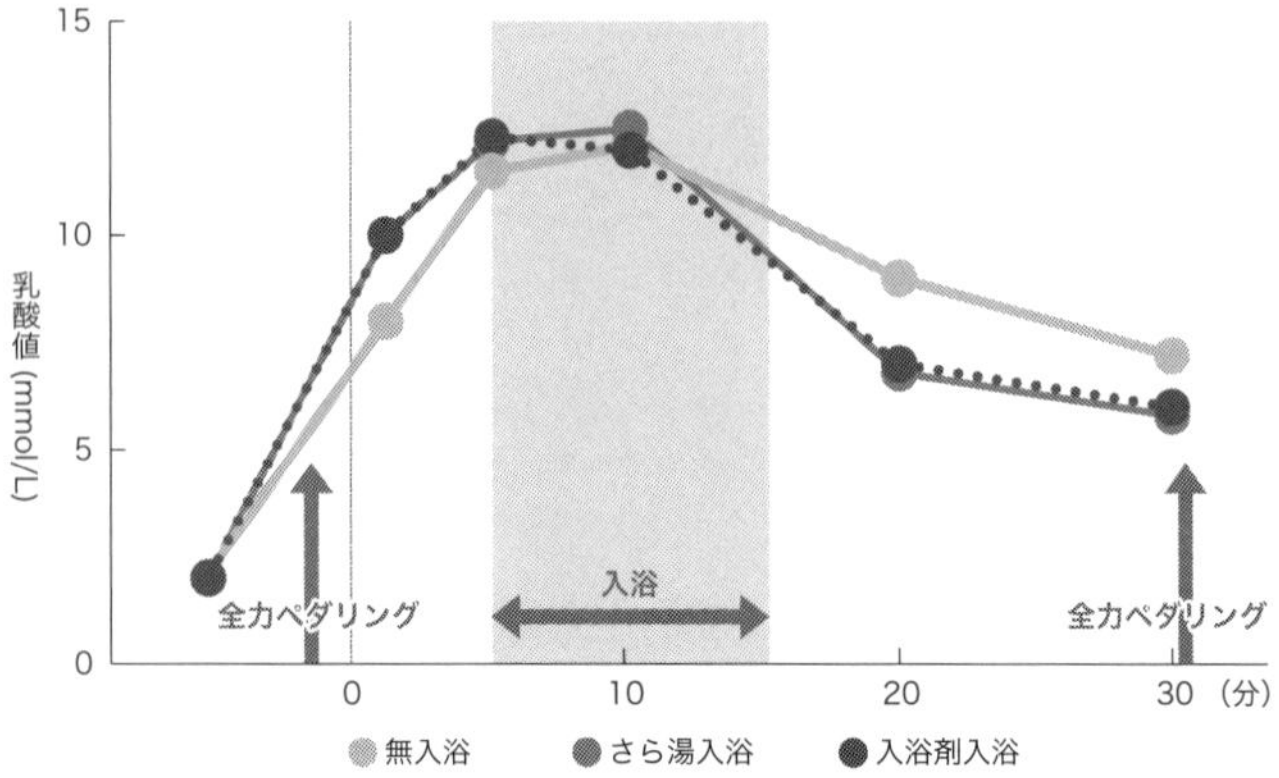

出典：「高強度運動の合間の『メントール配合炭酸ガス入浴剤』入浴がパフォーマンスを向上させる」
バスクリンニュースリリース2021年

浴しなかった場合とで2回目のトレーニングにどのような影響が出るかを調べました。すると、入浴剤で入浴した場合に最も高い効果が見られ、入浴しなかった場合に比べて平均で5・2ポイント、最大パワーで6・9ポイントもアップしています。さら湯の場合でも入浴剤入りほどではありませんが、明らかなパフォーマンス向上が見られ、入浴が筋トレ効果アップにつながるということが実証された形です。

　さらに筋トレ後に溜まる乳酸値も、入浴によってすぐに減少しているのが確認できます。これは乳酸をいち早く除去することで、疲労の回復を早められる、ということだと思われます。

入浴が、日常的な疲労回復に効果的であることはさまざまな分野で報告されていますが、運動直後の入浴が、その後の運動パフォーマンスに及ぼす影響については、これまであまり認識されていませんでした。

今回の研究結果では激しい運動の間に入浴を行うことで、その後の運動パフォーマンスを上げられるということが示されています。

自宅での筋トレの最中に入浴することは難しいかもしれませんが、通っているジムにお風呂がある場合、トレーニングメニューの折り返し地点で入浴し、その後、リフレッシュした状態で、再度トレーニングを行うことはできます。

入浴時間も10分程度の短時間なので、トレーニング↓入浴休憩↓トレーニングといった具合に筋トレメニューに組み入れて、筋トレのパフォーマンスが上がったことをぜひ体感してみてください。

TOPIC

〝浴槽浴〟でコンディションが上がる

からだを酷使するアスリートを対象にした専修大学スポーツ研究所との共同研究では、シャワー浴よりも、浴槽浴のほうがコンディション維持に良い影響を与えるという結果が得られました。

研究対象は「メダルポテンシャルアスリート育成システム」に所属する女子レスリング選手11人です。就寝前のシャワー浴グループと、浴槽浴グループに分け、深部体温測定と主観評価を行いました。精神状態を示す就寝前の主観評価では、どちらのグループも疲労の数値は高かったのですが、シャワー浴グループは特に活気が低く、抑うつや疲労などが高い〝逆アイスバーグ型〟（氷山を逆さまにした形）で気分状態が悪化していました。就寝前の疲労感も、シャワー浴グループが明

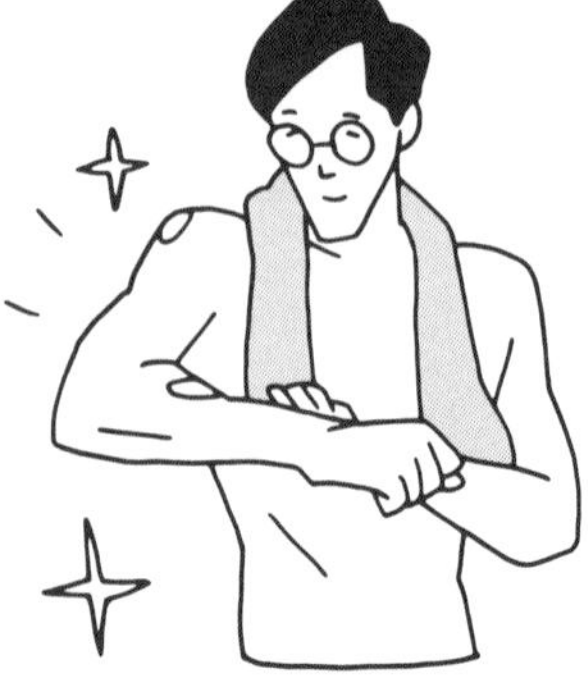

らかに悪化していることが示されたのです。

浴槽浴は、「温熱」「水圧」「浮力」がからだに作用しますが、これらの複合的な温浴作用が、就床前の疲労回復感や気分状態を良好にしたと考えられます。

アスリートにおいては、強度の高い練習後の疲労回復を促し、気分状態を良好にすることは、心身のコンディションを維持するうえで大切です。これはボディメイクや筋トレに励んでいるビジネスマンも同じです。就寝前の入浴は、短時間でも浴槽浴をして、ボディメイクの成果を高めていきましょう。

図表6　就寝前の気分状態：POMS

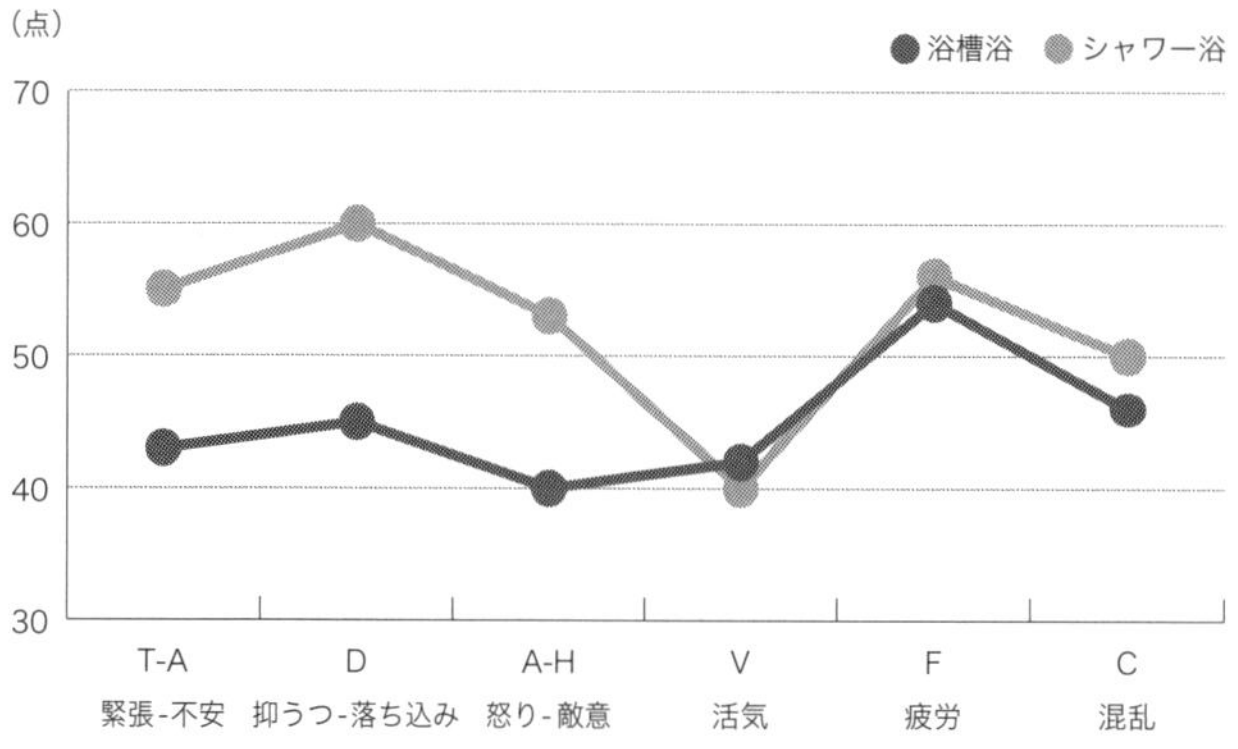

出典：「入浴法がレスリング強化合宿中のコンディションに及ぼす影響」バスクリンニュースリリース2013年

熱中症のリスクが下がる

初夏に急増するのが「熱中症」です。熱中症とは、体内に熱がこもって体温が上昇することで起こるさまざまなからだの不調のことです。通常、体温が上がったときは、発汗などにより体温を下げる調節機能が働きます。しかし、急に暑くなるとからだが温度変化についていけず、体温調節機能がうまく働かずに熱中症になりやすいのです。ビジネスマンでも急に気温が上昇した真夏日などに屋外で過ごしたり、外回りをしたりすると、からだが暑さに慣れていないため熱中症が起こりやすくなります。

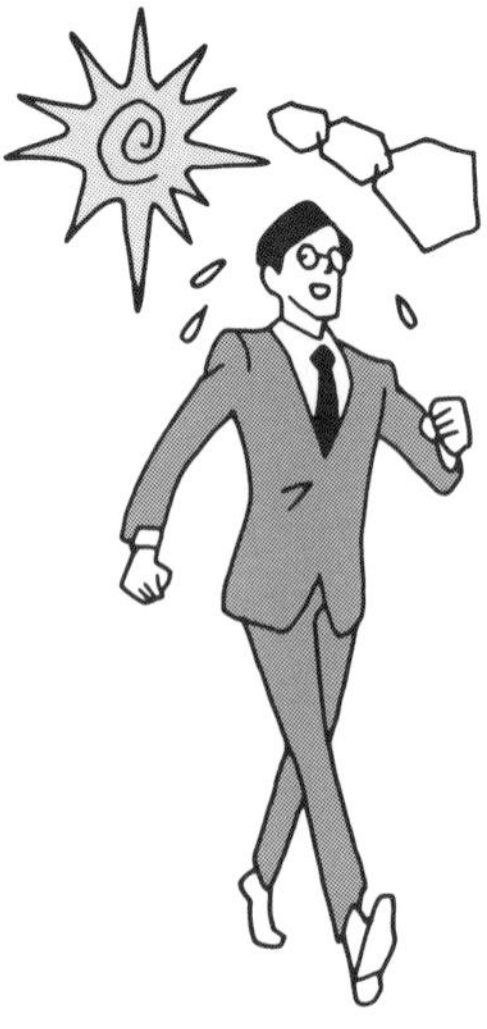

熱中症予防のキーワードは、からだを暑さに慣れさせる「暑熱順化《しょねつじゅんか》」です。本格的

に暑くなる前、5～6月頃から暑さに慣れておくことが大切です。

そのためには普段から無理のない範囲で汗をかくことが有効で、ランニングやウォーキングなど、毎日30分程度の汗をかく運動をするのがよいとされます。また、お風呂の時間を活用する「浴トレ」もおすすめです。目安は40℃のお湯に15分間、または41℃で10分間肩までつかる全身浴を続けます。

これを2週間続けると、体温のわずかな上昇で発汗するようになり、〝汗をかけるからだ〟に整えられます。これにより熱中症の予防になります。


さらに、入浴が熱中症の予防に有効とする意識調査もあります。

東京都市大学との共同研究では全国20～60代の男女300人に対して入浴と熱中症予防の意識調査を実施したところ、調査のなかで、熱中症予防として入浴が「有効」または「やや有効」と約52％の人が回答しています。その理由としては「発汗機能が高まる」を挙げた人が約80％、「暑さに対する耐性が高まる」を挙げた人が約36％と上位を占めました。

図表7　継続的な入浴による発汗波確認点の短縮

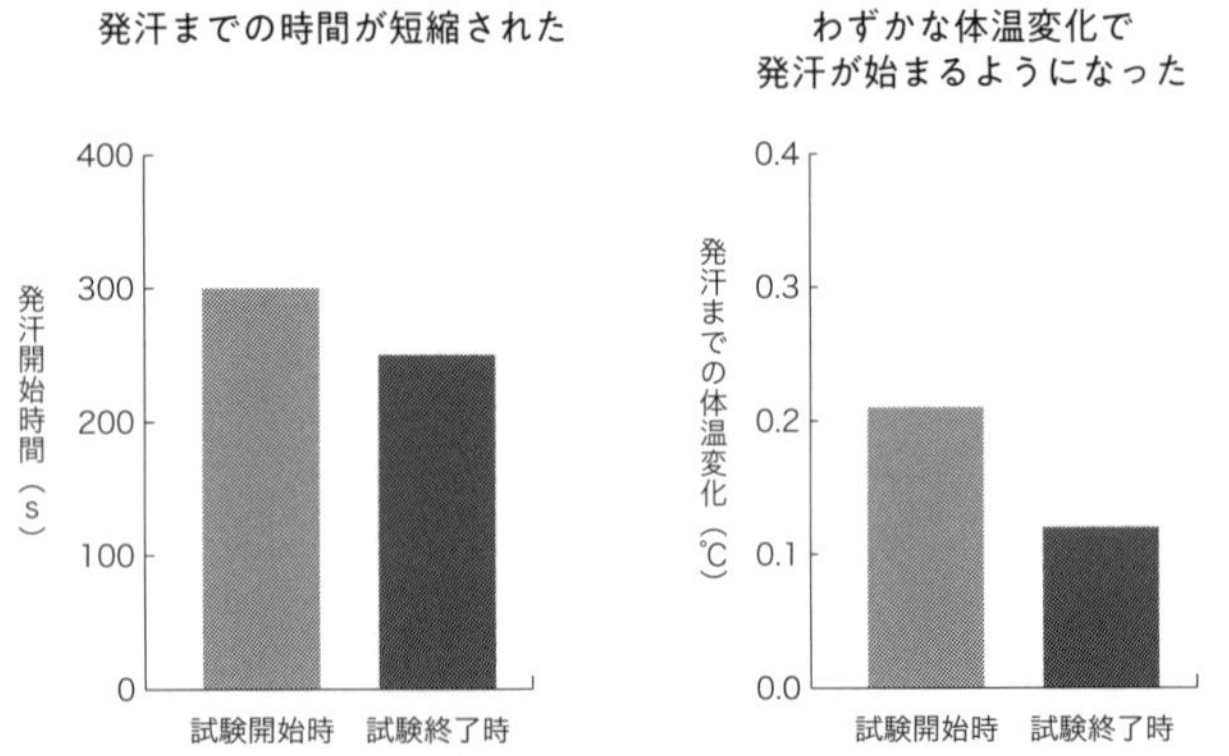

出典：「入浴による継続的な熱負荷が発汗機能を向上させる」バスクリンニュースリリース2020年

これらの人の多くが、入浴温度や時間、入浴剤の使用の有無など、日々の入浴法に対して意識が高いことも分かっていま す。このように継続的な入浴習慣が、夏の熱中症に対応するための〝からだづくり〟の一環に有効なのです。

継続的に入浴していると、温熱による負荷がかかります。すると、発汗時間を早められるようになり、夏の暑さに負けないからだづくりに役立ちます。

入浴が熱中症予防に有効だという意識を家族全員で共有しておきましょう。

幸福度が上がる

２０１２年に早坂信哉氏（現・東京都市大学人間科学部学部長）のグループは、内閣府が前年まで行っていた国民生活選好度調査と同じ方法で、静岡県の６０００人の住民を対象に主観的な幸福度の調査をしたところ、毎日お風呂に入る人は、そうでない人に比べて、幸福度が10ポイントも高いという結果になりました。

研究では、お風呂の習慣について、週に何回湯船につかるのかを尋ねました。すると、約半数の人が週7回以上つかると回答したことから、週7回以上のグループ（毎日湯船につかるグループ）と、週7回未満のグループ（毎日湯船につからない）に分けました。

その結果、毎日湯船につかる人では、そうでな

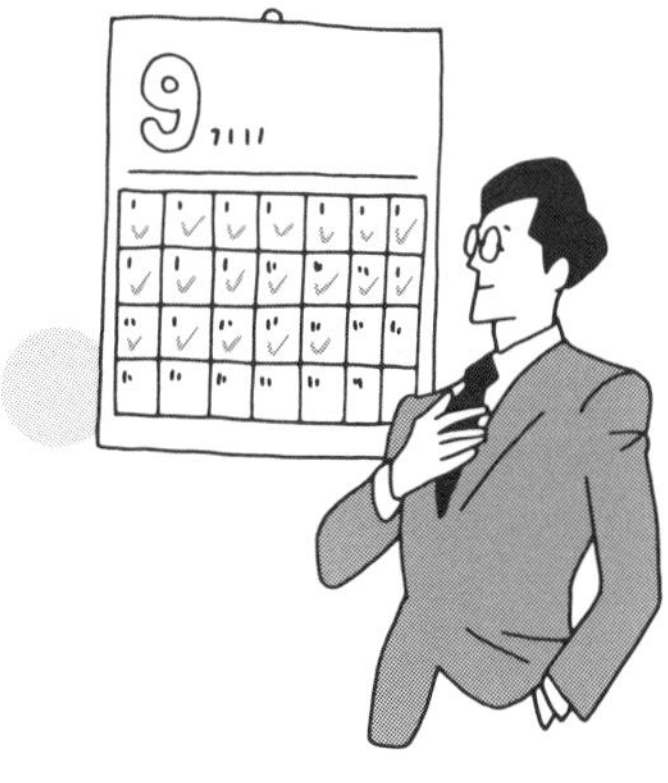

い人に比べて、幸福度が10ポイントも高いということが分かったのです。早坂教授のグループは、その理由について「私たちがお風呂に入って感じる気持ちが良いという感覚が数字に表れている」と考えています。

お風呂には温熱効果や浮力効果があり、温熱効果で血液の循環が良くなると新陳代謝が活発になり、からだの疲れが取れてすっきりします。肩コリや腰痛といった慢性的な痛みも改善しますし、浮力効果は重力から解放してくれ、リラックス効果を生み出します。

また、睡眠の質の向上など入浴効果はこれまで多くの医学的な研究からも確認されていますが、これらの毎日の積み重ねが良好な健康状態と精神状態を育てることにつながり、結果として幸福感にもつながっているのではないかと思います。

お風呂掃除はビジネスチャンスを開く

風水家相ではバスルームやトイレなどの水回りは〝気の出口〟として（ちなみに、気の入口は玄関）、悪い気を流すために大事な場所だといわれています。そして、気や水の流れは〝金運〟とも密接に関わっており、この2カ所を清潔に保つことは財運を左右するともいわれます。

したがって、バスルームを定期的に掃除することは、金運の流れを止めないためにも大切なことです。少なくとも2〜3日に1度はバスルームを掃除するようにしましょう。

“浴室を汚さない”環境をつくれば、お風呂掃除もラクチン

「お風呂とトイレは究極のプライベート空間」です。たとえ結婚して家族がいても、お風呂とトイレだけは一人になれる時間をつくれるからです。だからこそ、お風呂の環境を整えることは、リラクセーションを最大限に愉しむためにもとても有効です。なかでも、整えたいのは、衛生と照明の2つです。

衛生は、お風呂をきれいに保つことです。浴室がぬるぬるしていては気持ち悪いですし、カビが生えるのも嫌なものです。そのため、浴室はなるべく清潔に保つようにします。とはいえお風呂に入るたびに掃除するのは大変なので、浴室掃除を頻繁にしなくてもいい環境を整えます。

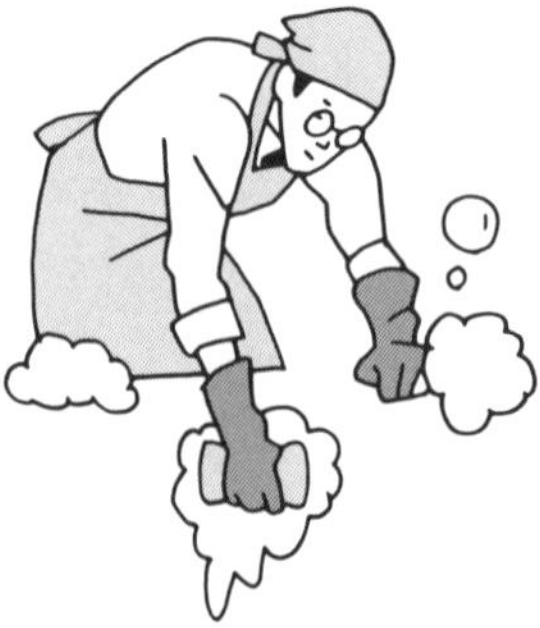

具体的には、余計な物を置かない、床に直置きしないといったことがポイントです。最近はマグネットで壁面につけられる整理棚やラックもあるので、それらを活用して床置きをやめて、最低限のものだけを浴室に置くようにしましょう。

そして、もう1つは照明の工夫です。白い蛍光灯の光は交感神経を刺激するため、電球色といわれるオレンジ色の光に変えたり、100均ショップで購入できるLEDキャンドルを使ったりするとよいです。火を使うキャンドルは取り扱いに注意しなければなりませんが、浴室用電池式のキャンドルであれば手軽に活用できます。炎のゆらぎには、「1／fゆらぎ」と呼ばれる独特の波動があるといわれており、その点でもLEDキャンドルを使えば、より副交感神経を優位にすることができます。

汚れの種類別に解説　時短でできる！「お風呂掃除のコツ」

カビ

カビ取り剤をかけてしばらく放置し、洗い流す。燻煙タイプのカビ取り剤を数カ月ごとに行うのも効果的。また、浴室の換気を良くしたり、お風呂上がりの際に水気をふき取ったりするのも大事。

また、ヘラ状のツール「スキージ」を使用して、お風呂上がりに壁面の水滴を落としておくとカビ予防になる。また、マグネット式やY字型フックが付いているものであれば収納場所に困らず、ささっと使えるのでおすすめ。

サビ

クリームクレンザーと柔らかいスポンジを活用し、古い歯ブラシなどで、浴室を傷をつけないように優しくこする。仕上げに水分をふき取る。

サビを落とせるシートタイプの洗浄料も発売されている。

水垢・湯垢

白く固まってしまわないうちに浴室用洗剤などを活用してこまめに落とす。

TOPIC　お風呂トリビア

●トリビア1

お風呂好きの元祖はイギリス人？

ロンドンから電車で約1時間30分の場所に、「bath：バス（お風呂）」の語源となった町「バース」があります。

ローマ帝国がその源泉を発見し、大浴場と神殿を建設したことにより、ここから温泉リゾートの歴史が始まりました。

イギリスからローマ人が去ったあと、バースの浴場施設は一時は荒れ果ててしまいますが、16世紀頃には医療行為として温泉を利用するという意識がイギリス人のなかでも高まり、再び多くの人々が保養に訪れるようになりました。

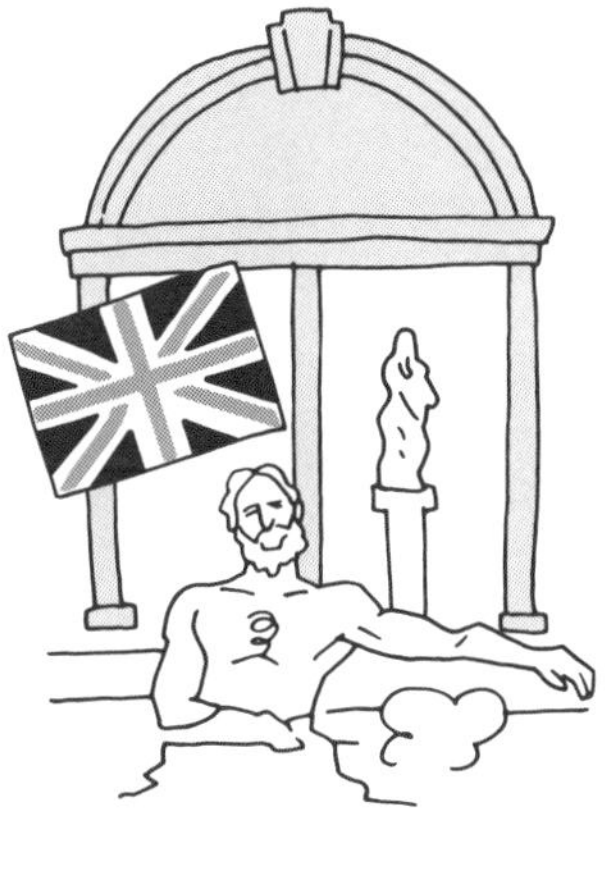

残念ながら現在はこの温泉につかることはできませんが、ローマ浴場博物館として公開され、観光名所となっています。

●トリビア2 お坊さんは案外おしゃれ？

「仏説温室洗浴衆僧経《ぶっせつうんしつせんよくしゅそうぎょう》」という仏教の経典では、なんと入浴の7つ道具を記しています。これを「七物《しちぶつ》」といい、七物を用いれば、煩悩や垢がからだから離れ、七病を防ぎ、七福を得るといわれています。

七物とは、「然火《ねんか》」（薪）、「浄水」（清い水）、「澡豆《そうず》」（小豆の粉：からだを洗うのに用いる）、「蘇膏《そこう》」（牛や羊の脂から作ったなめらかな油脂）、「淳灰《じゅんかい》」（樹木の灰汁）、「楊枝《ようじ》」（歯磨きに用いる）、「内衣《ないい》」（湯帷子《ゆかたびら》：当時は全裸ではなく湯浴着を身につける習慣があった）です。

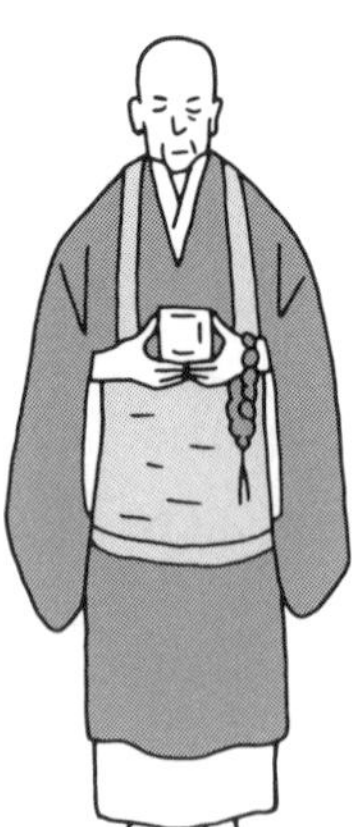

「蘇膏」や「淳灰」は石鹸の原料です。つまり、石鹸を自分たちで作っていたというわけです。当時からこんな知識があったとは驚きですが、優れた入浴グッズがなかった当時でも、工夫をして丁寧に入浴していた様子がうかがえます。

今ならさしずめ、ボディソープで洗い、入浴後にボディローションを塗り、歯も磨き……と、現代人同様にバスタイムを満喫していたかもしれません。

●トリビア3 日本初の新婚旅行は温泉巡り

日本で初めての新婚旅行に出掛けたのは坂本龍馬と妻のおりょうだった、という話はよく耳にします。

二人は船で、当時親密であった西郷隆盛ゆかりの地、鹿児島へ向かいますが、この1カ月ほど前、龍馬は、京都の旅館・寺田屋で幕府側と思われる者の襲撃に遭い深手を負っていました。その傷の療養も兼ねて、というのが、この旅行のもう一つの目的だったのでしょう。

鹿児島入りした二人は、城下から天降《あもり》川《がわ》沿いに進み、日当山《ひなたやま》温泉で1泊しています。この日当山温泉行きは西郷隆盛がすすめたともいわれています。そして、新川渓谷を下って、塩浸《しおひたし》温泉を目指しました。

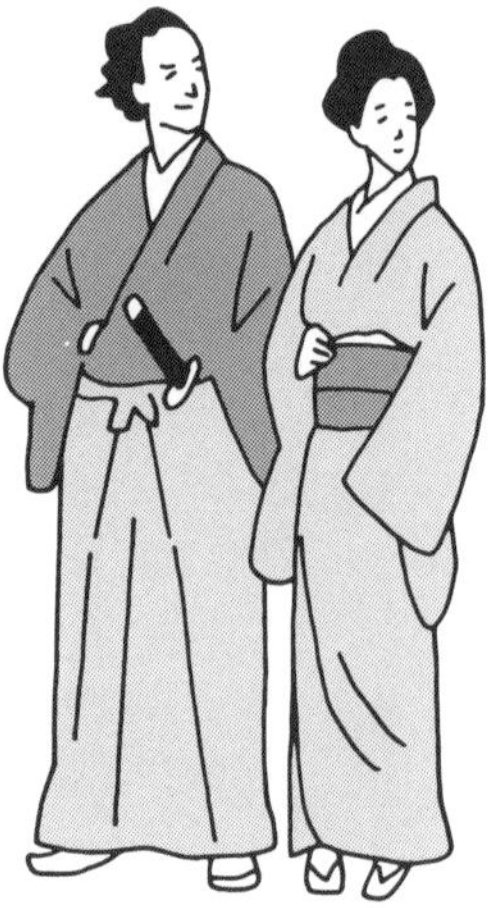

塩浸温泉の泉質は炭酸水素塩泉で、当時から傷によく効き、鎮静効果があるといわれていました。
龍馬の傷は、温泉による温浴効果もあり順調に癒やされたといいます。しかし、のちに龍馬と西郷は袂を分かつことになり、おりょうとの鹿児島旅行の1年半後、龍馬は盟友・中岡慎太郎とともに京都で暗殺されてしまいました。

●トリビア4
サラブレッド専用の温泉施設とは？

お風呂を愉しんでいるのは人間だけに限りません。長野県・地獄谷温泉では野生の猿が気持ち良さそうにつかっていますし、山口県・俵山温泉では、なんと温泉の中で鯉が育てられています。また、動物園でカピバラが温泉につかっているシーンはSNSでも話題になりました。

温泉だけではなく、ペットホテルやペット専用の美容院でもお風呂が完備されていることも多く、いろいろな動物たちが入浴をしています。

多くの動物は、からだを温めたり毛並みをきれいに整えたりなど、からだをケアするために行っていることが多いですが、なかには人間と同じように入浴でストレスを解消している動物もいます。

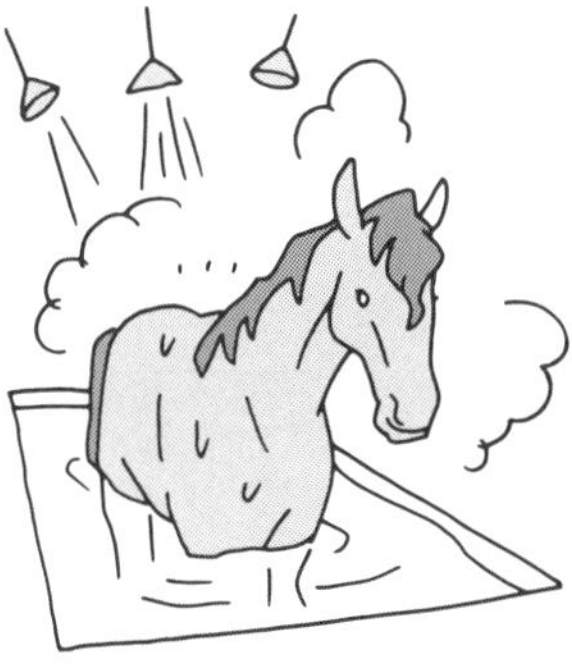

それが競走馬のサラブレッドです。サラブレッドは平均500kg弱の体重を、あの細い足首で支えているため、足のケガが多く、それがストレスになり、走る気力をなくしてしまうといいます。走り過ぎたり、不機嫌になったりすると競走能力が衰えてしまうほど、デリケートな心の持ち主なのです。

そこで、ストレス解消のリフレッシュとケガの治療を目的として、サラブレッドたちはお風呂に入ります。有名な施設としては、福島・いわき湯本温泉の中心部から、車で10分のところに位置する「競走馬リハビリテーションセンター」です。骨折したり屈腱炎《くっけんえん》などを発症したりしたサラブレッドたちがレース復帰を目指すために訪れる〝馬の温泉療養所〟なのです。

入浴中の馬はとてもおとなしく、気持ちよさそうに目を細めたり、あくびをしたりするようで、筋肉疲労の回復を促すだけではなく、リラックス効果も得ています。温泉の天然成分が働いて、また元気に走れるようになるとは、まるで温泉旅行から帰宅する私たちのようです。

第2章

疲労回復　集中力アップ　ストレス軽減
睡眠の質向上　免疫力強化
目的に合わせてお風呂の入り方を変える

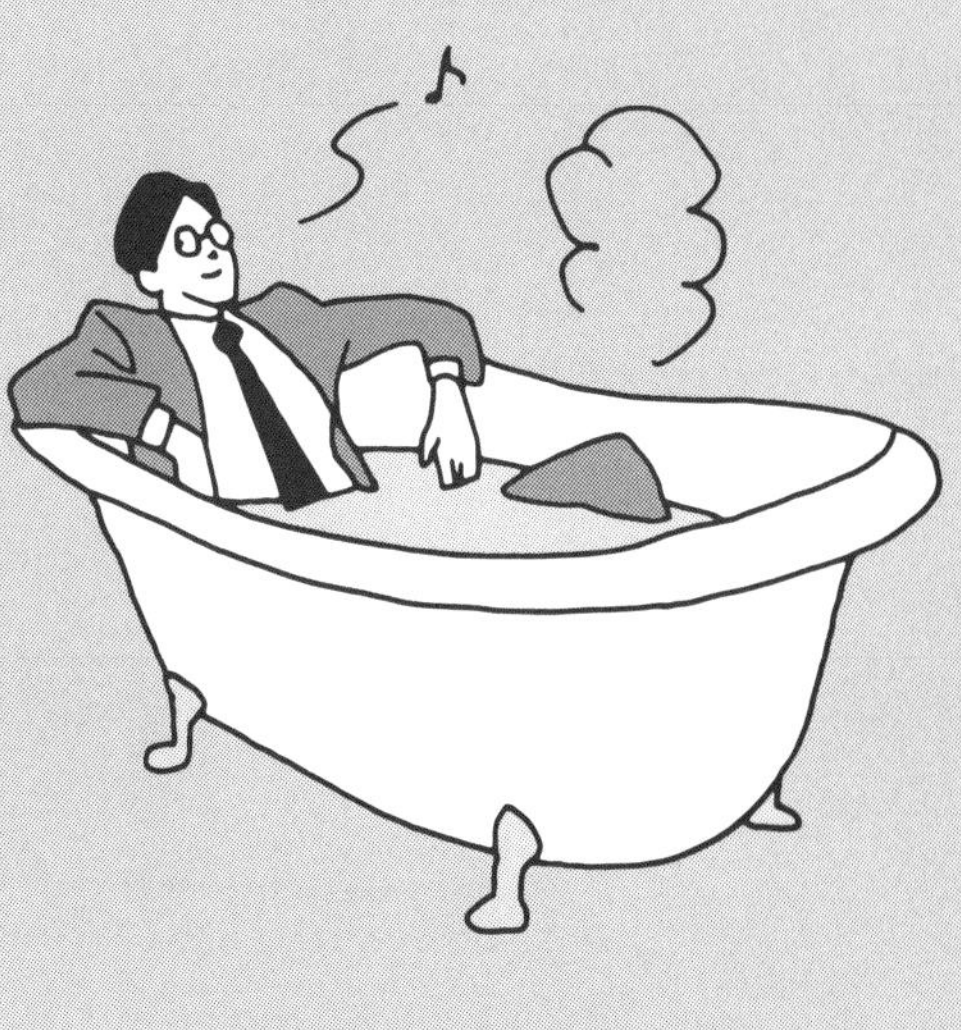

帰宅後、お風呂とご飯はどちらが先か？

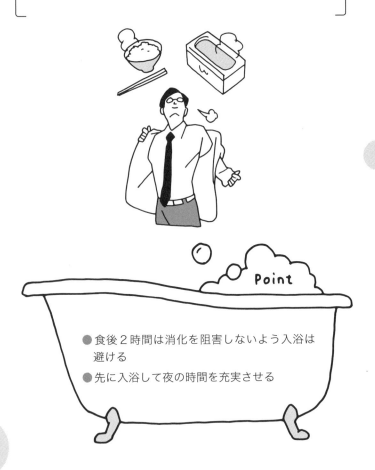

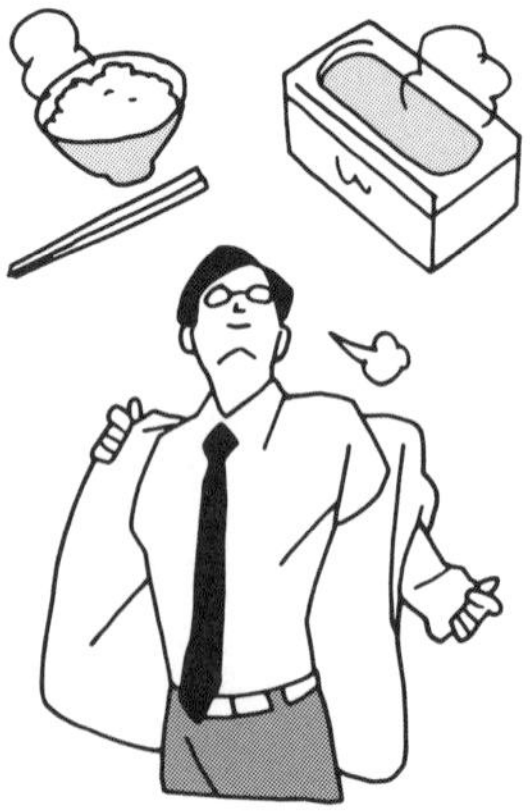

Point

- 食後２時間は消化を阻害しないよう入浴は避ける
- 先に入浴して夜の時間を充実させる

からだのことを考えると、実は〝ご飯の前にお風呂〟のほうがメリットがたくさんあります。というのも、食事をした場合、食べたものの消化のために胃腸が動いているため、食後すぐに入浴してしまうと胃腸などの活動に必要な血液が全身に回ってしまい、消化を邪魔してしまう可能性があるのです。したがって、先に食事する場合は、食後2時間前後あけてからお風呂に入るのが理想です。

とはいえ、帰宅後すぐにお風呂に入るメリットはいくつもあります。食事を先にしてしまうと、ついついSNSやテレビを見て、だらだらと過ごしてしまい、入浴時間がさらに遅れてしまいがちです。先にお風呂に入れば、夜の時間が長く感じられるはず。しかも、空腹時にお風呂に入ると、全身に血液が巡ることで空腹感が減るため、夕食の食べ過ぎを抑制するメリットもあります。食後眠くなってもお風呂に入っているのでそのまま休むことができ、眠気のタイミングを逃すことがありません。

これらのメリットを頭の片隅に入れつつ、あとは仕事環境に応じて、ケース・バイ・ケースで取り入れるのがベターです。早めに帰宅したときは、すぐにお風呂→ご飯という流れを意識してみましょう。

一番風呂のピリピリをなくすには？

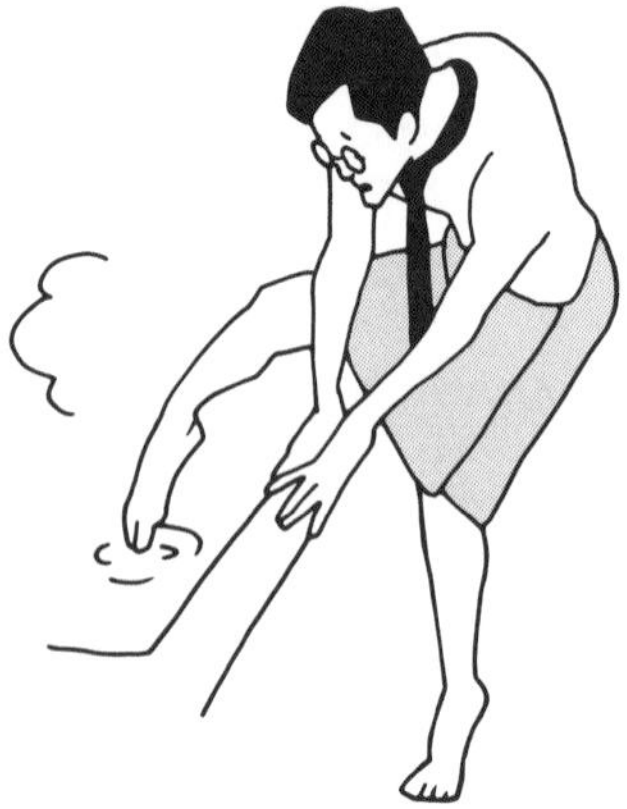

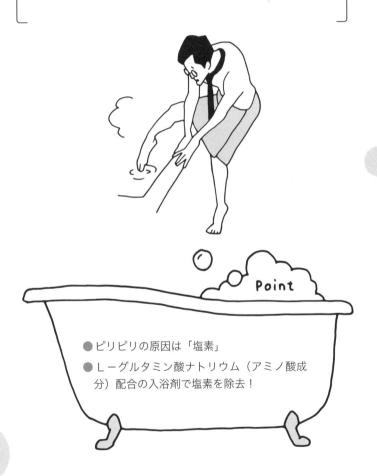

Point

- ピリピリの原因は「塩素」
- Ｌ－グルタミン酸ナトリウム（アミノ酸成分）配合の入浴剤で塩素を除去！

一番風呂に入ると、肌がピリピリするといったことがあります。ところが続いて入った人は、そのピリピリを感じません。

これは水道水に含まれる塩素が主な原因です。塩素が皮膚を刺激することから、ピリピリといった刺激を感じてしまいます。塩素には殺菌作用があるため、衛生状態を保つために、水道局が加えているのです。

敏感肌やアトピー肌など、皮膚にトラブルがある方は、人一倍、あのピリピリ感に過敏になるかと思います。

それをなくすためには、塩素を除去する作用のある入浴剤を用いればいいのです。

その一つが、L－グルタミン酸ナトリウム（アミノ酸成分）です。アミノ酸の一種で、昆布のうま味成分でもあり、調味料にも使われている成分です。肌効果として保湿と角質の代謝促進があり、そのために入浴剤に添加されることが多いのです。しかも、塩素を除去する効果もあるので、この成分が配合されている入浴剤を選べば、入浴時にピリピリと感じることはなくなるでしょう。

ストレス解消の入浴法は
“体温を約1.1℃”上げること

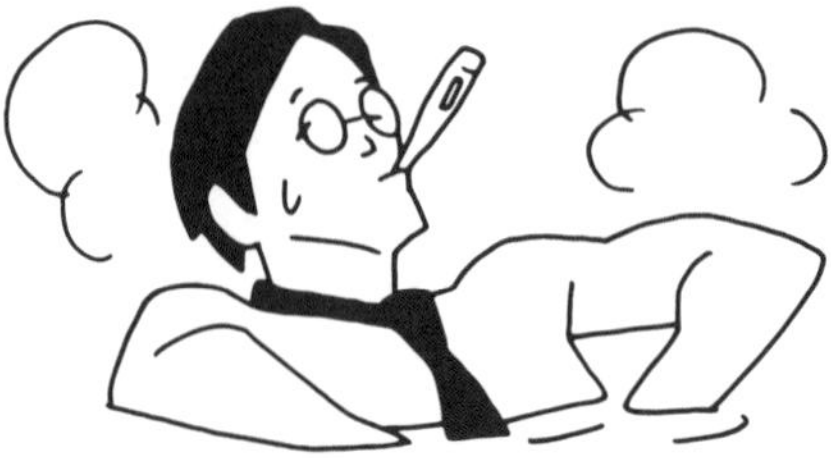

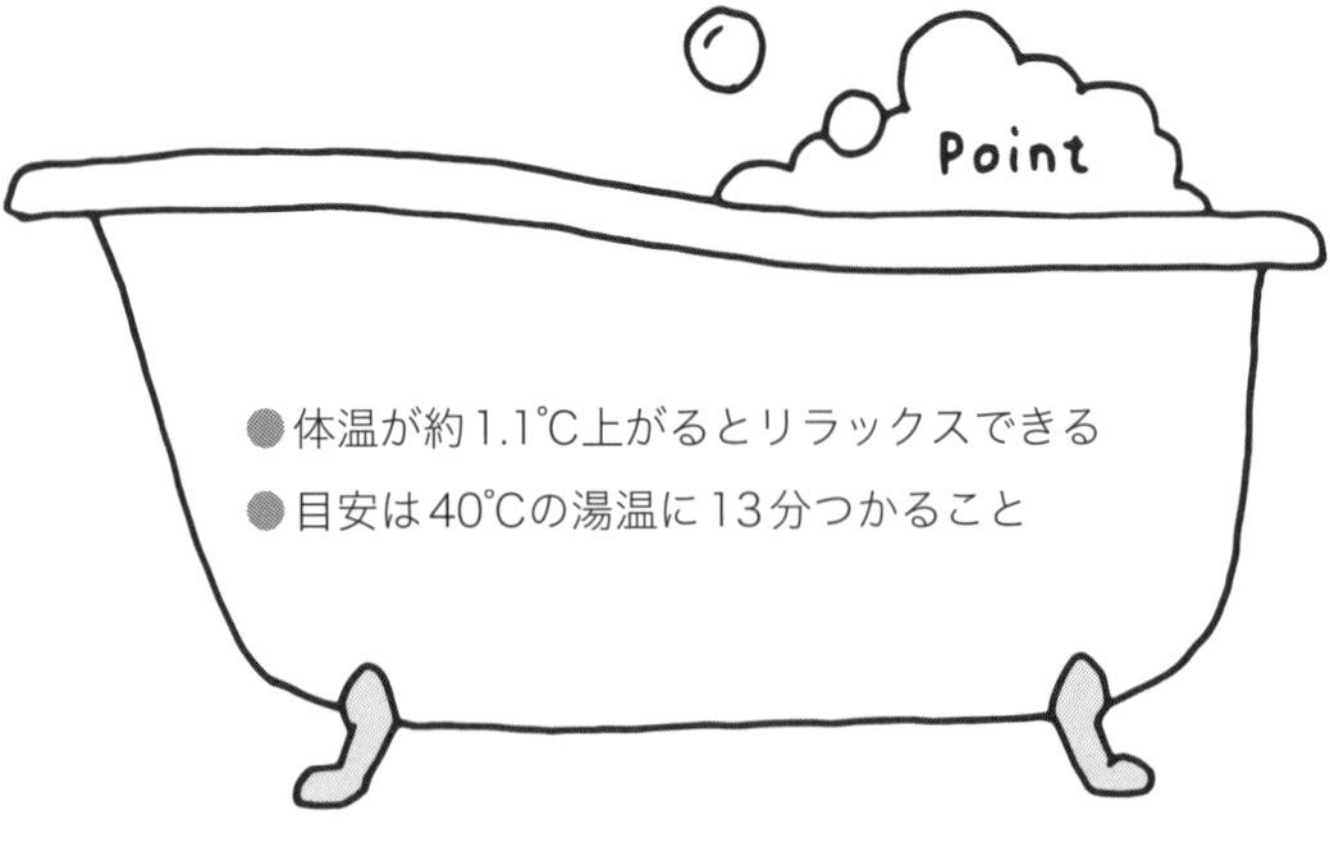

- 体温が約1.1℃上がるとリラックスできる
- 目安は40℃の湯温に13分つかること

入浴する一番の目的は〝リラックスすること〟だという人は少なくありません。特に、何かとストレスを抱えがちなビジネスマンのなかには、仕事のあとのひと風呂がなによりの愉しみだという人も多いと思います。確かに日々のさまざまなストレスから解放されるには入浴はとても効果的であり、それこそが入浴の最大の目的だというのも決して間違いだとはいえません。

リラックスを目的とした入浴法では、ぬるめの湯がいいとする説があります。そうすることで自律神経が副交感神経優位の状態になり血流が促されて、からだと心のリラックスにつながるわけです。また、入浴剤の香りがリラックス効果をもたらすという報告も数多くあります。

しかし入浴のスタイルは人によりさまざまで、ぬるま湯好きから高温好きまでの好みの温度の違い、カラスの行水から長風呂までの入浴時間の違い、シャワーと浴槽浴の違いなどがあります。それらの何が最もリラックス効果を引き起こすのかという点については、これまでは結局のところ「人によって違う」と考えられることも多かったと思います。

図表8　体温変化別の主観評価

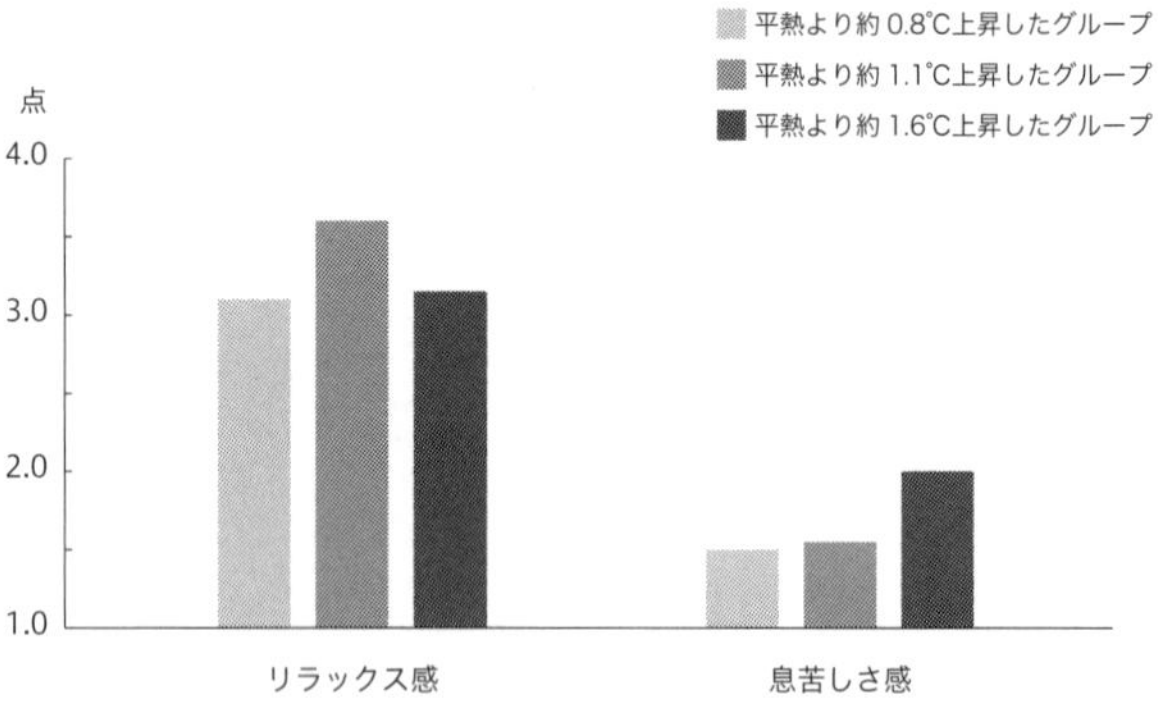

出典：「ストレス解消入浴法は体温を 1.1℃上げる」日本健康開発財団雑誌2018年

そこで、私たちはリラックスするために最適な入浴法を提案するべく、20～69歳の男女を対象に年代別で入浴時の体温変化と、リラックス効果の科学的な検証を行いました。

すると、リラックスできる体温は本人の平熱から1・1℃上昇するときであることが分かり、その状態に達するまでにかかった湯温と時間は40℃のお湯で12分49秒、約13分であることが分かったのです。つまり40℃の湯に約13分つかれば、体温が約1・1℃上昇し、リラックスした状態になるということです。

当然のことですが、個人差やその日の

気温などの影響もあります。

ストップウォッチを使って厳密に12分49秒を計る必要はまったくありません。あくまでもこれを目安にすることで、自分自身に最適なリラックスする入浴に必要な時間が分かるようになるということです。

浴槽浴をさらに充実させるために13分で終わる音楽のプレイリストをあらかじめ作っておけば、入浴時間の目安になり時間管理ができます。お気に入りの音楽がストレス解消を助けるのは間違いありませんから、相乗効果も期待できるので、ぜひ実践してみてください。

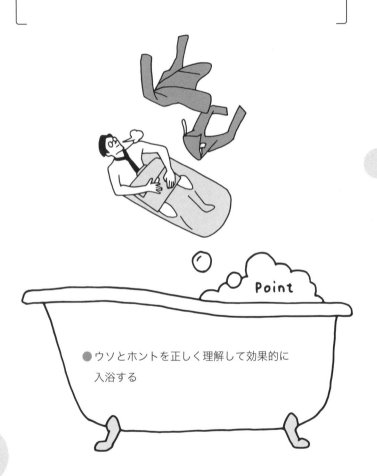

入浴のウソ？ホント！　10選

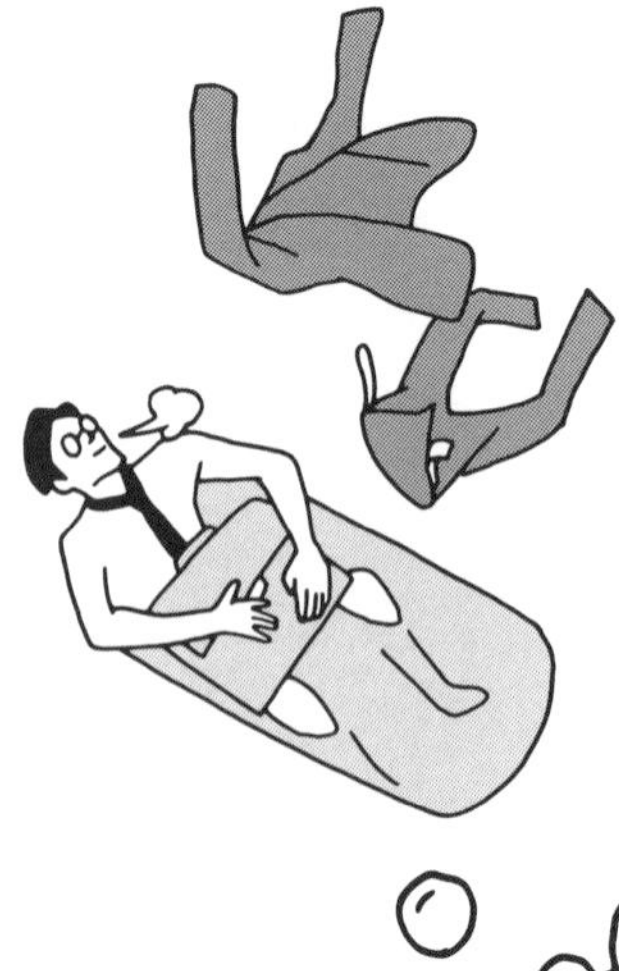

Point

- ウソとホントを正しく理解して効果的に入浴する

Q. からだに最適なのは半身浴である

ウソ

長時間、湯につかっていられるからか、半身浴がからだにいいという説をネットや雑誌などでよく見掛けますが、実はそれはウソ。あまりにも長い時間、湯につかると肌の水分が失われてしまうため、肌がカサカサになる場合があります。

また、湯温が下がることでお風呂から上がったあと、逆にからだが冷えてしまうこともあります。

一般的には半身浴よりも全身浴のほうが湯にからだがつかっている面積が広いため、温浴効果が全身に行き渡り発汗量が増えます。もちろんからだも温まりやすいことから、半身浴よりも全身浴のほうがおすすめです。

ただし、持病がある人などは半身浴のほうが適している場合もありますので、医師に相談してください。

Q. 入浴剤の炭酸ガスの泡を、からだの凝っている部位に当てると効く

ウソ

炭酸ガス系の入浴剤を使用した際に、シュワシュワとした泡をからだに当てると、疲れが取れると思っていませんか？

実は、このシュワシュワとした泡を直接からだに当てても、あまり効果はありません。なぜかというと炭酸ガスは、お湯に溶けてから効果を発揮するからです。

お湯に溶けた炭酸ガスは、皮膚から血管に入り、血管を拡張して血行を促進します。血行が促進されると疲労物質も排出され、からだのコリもほぐれます。

そのため炭酸ガス系の入浴剤は、炭酸ガスがしっかりとお湯に溶け切ってから入浴するのが正解です。

Q. 温まるなら熱めのお風呂がいい

ウソ

熱い湯温の温泉も多く、熱めのお湯につかるとからだにいい気がしますが、42℃以上の熱いお湯への短時間入浴は、からだの表面が温まるだけで、実はからだの芯まで温まっていません。かといって長時間の入浴はからだへの負担も大きく、また皮膚も乾燥してしまいます。

入浴に対してリラックス効果を求めている方や、寝る前に入浴をするという方には、39〜40℃のぬるめのお湯でゆっくりとつかるのが正解です。

ぬるめのお湯は、熱めのお湯に比べて交感神経が抑制されて、リラックスできます。

しかも、ぬるめのお風呂でからだの芯まで温めると湯冷めしにくくなるのです。

Q. 水分補給は入浴後だけではなく、入浴前も大切

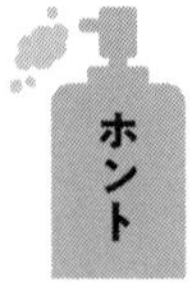

入浴では汗をたくさんかきます。温度や時間にもよりますが平均で約８００mLの水分を失うといわれています。脱水症状を防ぐためにも、入浴後だけでなく、入浴前にもしっかりと水分補給をすることが大切です。

Q. 入浴剤は色や香りだけで、あまり効果がない

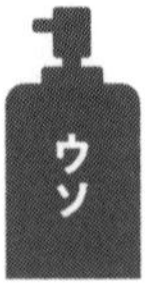

これはウソ。入浴という行為はからだを温めたりコリに働き掛けたりとさまざまな効果がありますが、医薬部外品に分類される入浴剤を入れることでこの効果を高めてくれる働きがあるのです。

入浴剤は保湿効果に優れているタイプ、自然由来の成分だけで作られているタイプ、メントール成分が入っていて夏でもすっきりと入浴できるタイプなどもあり、店頭に

は驚くほどさまざまな種類が置かれています。

お気に入りの香りや色を愉しむのはもちろん、ご自身の悩みに合わせて、入浴剤を選んでみてください。

Q. 入浴前後の水分補給に牛乳を飲むといい

ホント

牛乳はただの水を飲むよりも水分を吸収しやすいことが分かっています。脱水を改善するには、より早く水分を体内に吸収することが大切です。飲み物を口にすれば、すぐに脱水が改善されるのかというとそうではありません。飲んだものが胃を通って腸から吸収され、血管の中に入ってから、補給した水分がようやく全身を巡っていくのです。このとき、ただの水よりも何かが溶け込んでいるほうが吸収されやすいことが分かっています。牛乳はタンパク質などが含まれている分、体内に水分がより吸収されやすいのです。

もちろん、からだへの吸収を考えるとイオン飲料でもよいです。

Q. 入眠のためにはお風呂上がりに明るい光は避ける

ホント

お風呂上がりは、心身がリラックスしている状態です。その状態でスマホを手にすると再び交感神経が働いてしまい、リラックスモードからアクティブモードにシフトチェンジしてしまいます。これはスマホに限らず、テレビを見たり、筋トレをしたり、仕事をしたりするのも同じです。交感神経を刺激するような行動は控えたほうがいいでしょう。

また、蛍光灯など明るい光は避けるようにして、電球色のもとでリラックスをしましょう。

そのまま就寝するのが入眠を促すためにも有効です。

Q. お風呂上がりに冷水を手足にかけるといい

ホント

冷たい水と温かい湯を交互に使う〝温冷交代浴〟という方法があります。冷たい水をかけると、皮膚の血管は収縮し、温かいと拡張します。これを繰り返すとからだには温冷刺激となり、まさにサウナと水風呂のようにシャキッとからだが目覚めたような状態になります。

逆に、お風呂上がりに冷水をからだの末端にかけることで、血管が収縮するため、湯冷めしにくくなります。

特に冬場のお風呂や、温泉に行って露天風呂から上がるときなどは、その際に手足に冷水をかけると湯冷めしにくくなるためおすすめです。

Q. 打ち身や捻挫に熱いお風呂は効く

ウソ

重度のケガではなく、スポーツをしているときの軽度な打ち身や捻挫の初期は、通常は冷湿布を貼り、患部を冷やします。そして、痛みやはれがひいてきた段階で温湿布にとりかえます。まずは冷やすことが先決なので、熱いお風呂は避けたほうがいいでしょう。

一方、筋肉痛などの疲れは入浴で血流が改善することで軽減することが分かっています。ですから筋トレをして乳酸などの老廃物を体外に排出できるという点では、スポーツ後の入浴は有効ということがいえます。

Q. 入浴剤が入った残り湯を洗濯に使ってもいい

ホント

入浴剤の多くは、洗濯に使用できます。ただし、すすぎとつけおきは、清水で行いましょう。

また、柔軟仕上げ剤を強く掛けた衣料やおろしたての衣料には、使用しないでください。

使用の際は、必ず商品の注意書きを確認しましょう。

また柔軟仕上げ剤は、すすぎ後に使用してください。柔軟仕上げ剤を入れるときに残り湯を使うと、入浴剤の色素が洗濯物に染着する場合があるからです。

間違いだらけだった！
顔とからだの正しい洗い方

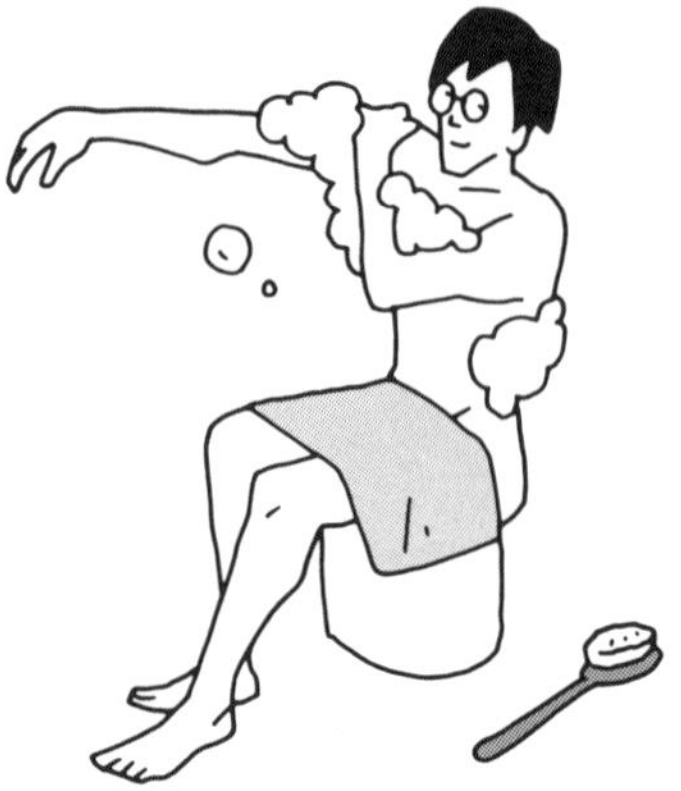

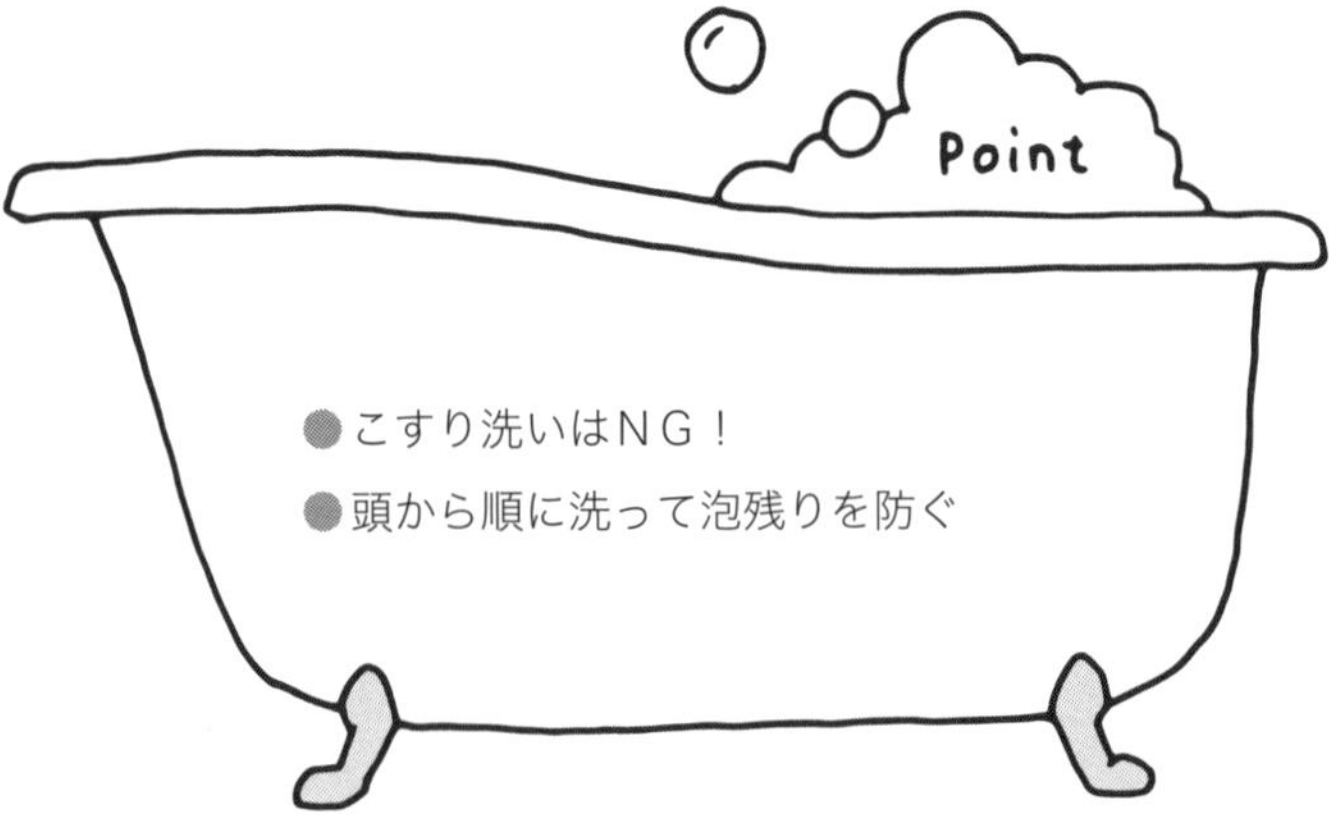

- こすり洗いはＮＧ！
- 頭から順に洗って泡残りを防ぐ

お風呂でからだを洗うとき、ナイロンタオルでゴシゴシと全身を洗っている人がいますが、それは肌を傷めつけてしまうので今すぐやめましょう！　ボディブラシなども同様です。力を入れて洗っていると、肌のバリア機能が弱くなるばかりか、肌がくすんでしまったり、赤く炎症を起こしてしまったりすることもあるので注意が必要です。

例えば、週に1度しか入浴しないような人なら、汚れが溜まっているため、ゴシゴシと洗ったほうが汚れは落ちるのかもしれませんが、毎日入浴している人であれば、泡でからだをなで洗いするくらいで汚れは落ちます。それでも物足りないという人は、タオルやスポンジでからだをなでるように洗いましょう。

また、全身を洗うときは頭から顔、そして上半身、下半身と、上から洗うのが正解です。からだを先に洗ってから髪を洗う場合、シャンプー成分が首もとに残ってしまい、それが赤みのもとになるからです。上から下へと順番に洗って最後はお風呂にドボンと入れば完璧。シャンプーやボディソープなどの泡残りが防げます。

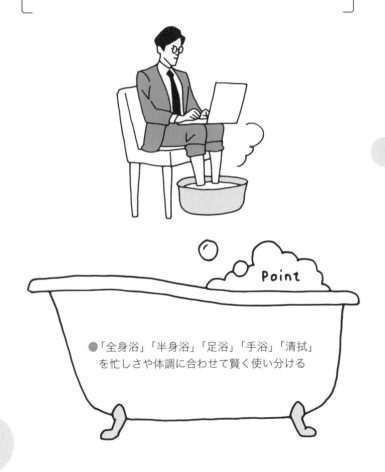

時間がなくても入浴できる！
入浴法を制する者は体調を制す

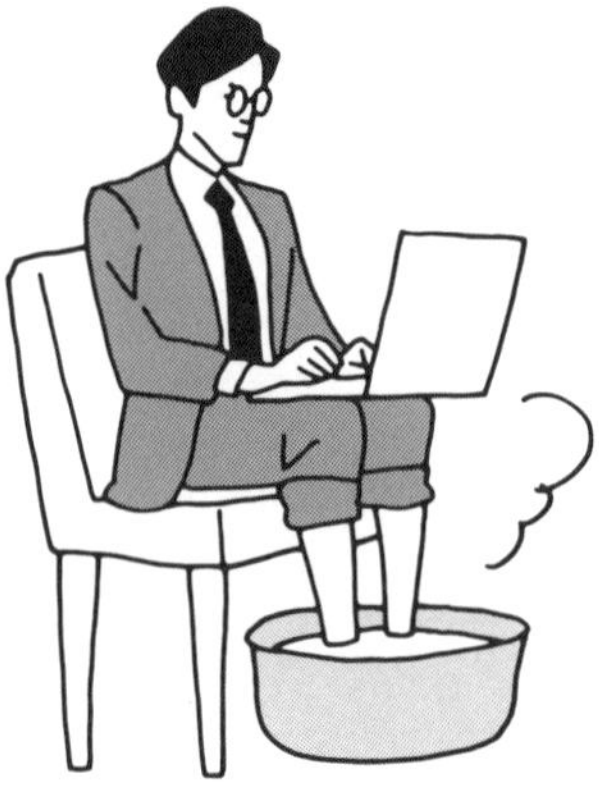

Point

●「全身浴」「半身浴」「足浴」「手浴」「清拭」を忙しさや体調に合わせて賢く使い分ける

入浴の方法はもちろん全身浴がいちばん良いのです。けれども事情によっては足浴（足湯）をはじめ、からだの一部を温めることで、なるべくからだに負担をかけずに入浴する方法もあります。その日の目的や体調に合わせて、入浴方法を変えてみるのも選択肢の一つです。

特に毎日忙しくて「夜、お湯を張る時間がない」という人は、足浴をしてからシャワーを浴びれば代謝を高めることができるので、シャワー浴だけに比べて疲れも取れるはずです。

さまざまな入浴法をマスターして、忙しさや体調に合わせて賢く使い分けましょう。

入浴の基本は、やっぱり〝全身浴〟

全身浴は入浴の基本形で、一般には肩までお湯につかる程度、からだの約85％までの入浴を指します。お湯に触れる体表面積が多くなるため、からだがよく温まるうえ、精神的な満足感や浮力によるリラックス作用が大きくなり、満足感も高くなる入浴法です。

また、水圧も高まるために血行も良くなります。さまざまな入浴法のなかでも温熱作用に最も期待できる方法で、新陳代謝も促進されます。入浴時の平均の湯温は、夏季で約39℃、冬季で約41℃が理想的です。

一方、温熱により血液の循環は良くなりますが、水圧によって心臓や呼吸にかかる負担は大きくなります。ですから、心臓や肺に不安のある方は、全身浴よりも、半身浴などの部分浴のほうが適しています。

からだへの負担が少ない〝半身浴〟

半身浴とは、みぞおちあたりまで湯につかる部分浴のことを指します。水圧によるからだへの影響が少なく、入浴による心拍数上昇も小さいです。そのため、心疾患を抱えている人にとっては負担が少ない入浴法といえます。

また、風呂の蓋を利用して湯船から顔を出した状態にすると、体温の上昇は全身浴に近づき、さらに心拍数の高まりを抑えることができます。体温の上昇が遅いため、お湯につかりながら、映画や音楽を愉しんだりと、全身浴に比べて〝ながら入浴〟がしやすいのがメリットです。

しかし、注意点もあります。半身浴の場合でもお湯の温度が高いと心拍数は大きく上昇するため、温まりにくいからといってお湯の温度を高めるのは避けてください。また、入浴時間が長過ぎて皮膚の保湿成分を失ってしまわないよう、スキンケア効果のある入浴剤を活用したり、入浴後に保湿クリームなどを塗ったりして皮膚の乾燥を防ぎましょう。

深夜帰宅で時間がないときには〝足浴〟をする

ハードワークが続いたり夜遅く帰宅したりする日など、時間がない夜におすすめしたいのが足浴です。

まず、風呂桶や洗面器に少し熱めの42℃くらいのお湯を溜め、足を入れます。そして、できれば炭酸系の入浴剤を入れると、より温浴効果が高まります。その後、椅子に座ってからだや髪を洗いましょう。すると足浴により血液循環が促されるため、シャワーだけを浴びるよりも疲労感がリセットされます。

疲れをリセットするためには、血行を促すことで体内に溜まった老廃物の排出を促すのが最も効果的。翌朝の目覚めも違うはずです。ビジネスホテルなどバスタブが小さい場合も活用できます。

体力が衰えているときに有効な〝手浴〟

足浴をしている時間もない！ということであれば、両手だけを温める「手浴」という方法があります。

手浴は洗面器を用意するか洗面台に栓をしてから、42℃のお湯を張ってください。そして、両手の手首の上まで温める方法です。湯温を高めに設定することで10分もすれば顔から汗が出てくるでしょう。

体調が悪いときや体力が衰えているときなど、入浴しなくても代謝が高められるのでおすすめです。さらに好きな香りの入浴剤を入れれば、アロマ効果でリラックスもできます。

発熱しているときには〝清拭《せいしき》〟をする

清拭とは蒸しタオル等でからだを拭くことをいいます。

例えば、病気やケガで入浴がどうしてもできない場合に行い、全身を拭く「全身清拭」とからだの一部を拭く「部分清拭」があります。足や手の清拭によってかゆみやかぶれが解消されたり、爽快感につながったりするほか、血行促進やリラックス効果も期待できます。

発熱してしまって入浴することが難しい場合、この方法で全身の汗や汚れを落としましょう。

湯温でも、健康効果は変わる

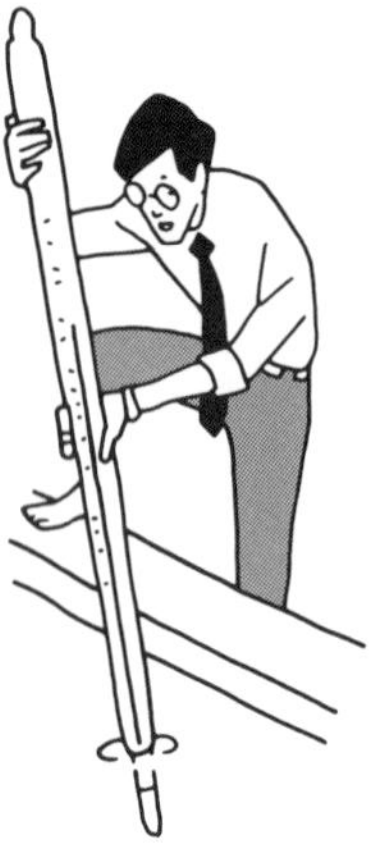

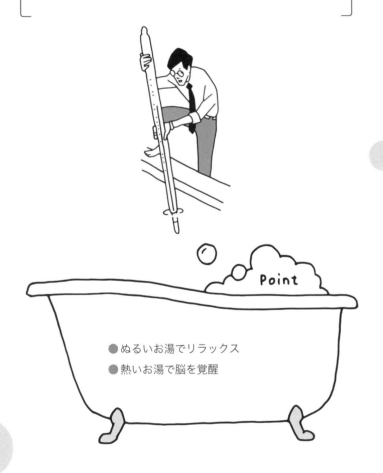

Point

- ぬるいお湯でリラックス
- 熱いお湯で脳を覚醒

湯船のお湯の温度により、交感神経と副交感神経のバランスは変化します。湯温39℃と41℃における入浴時の自律神経活動を比較したところ、少しぬるめの39℃のお湯では副交感神経が優位になり、精神的な安らぎや落ちついた気分になりました。浴後30分におけるリラックス度を、交感神経由来の唾液アミラーゼの量でストレスの度合を評価すると、入浴中に体温が約1・1℃上昇したことで、リラックスしている状態であったことが分かりました。

また、熱いお湯は交感神経を優位にし活動的になるため、起床後に、脳を覚醒させるために有効だといえます。

このように、湯温を調整することで、それぞれ違った健康効果が得られるのも浴槽浴の特徴です。

目覚めを促すなら
“41℃で７分間”の朝風呂が正解！

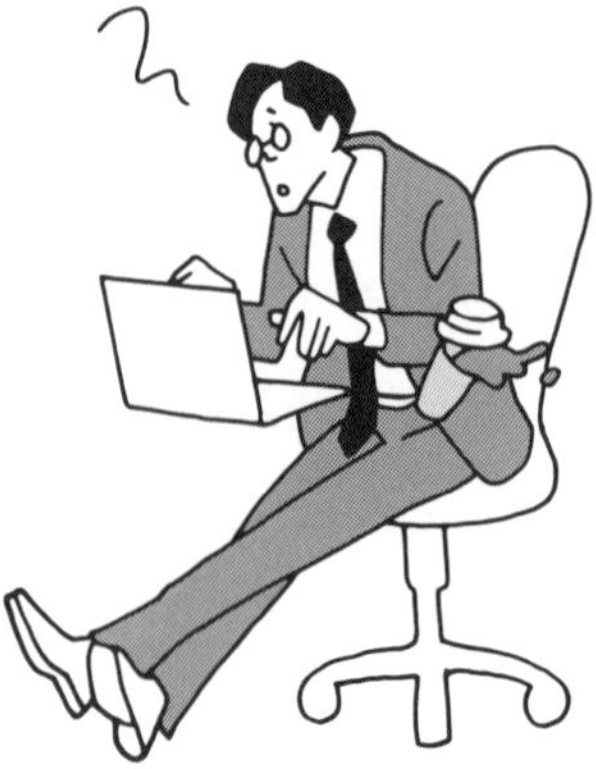

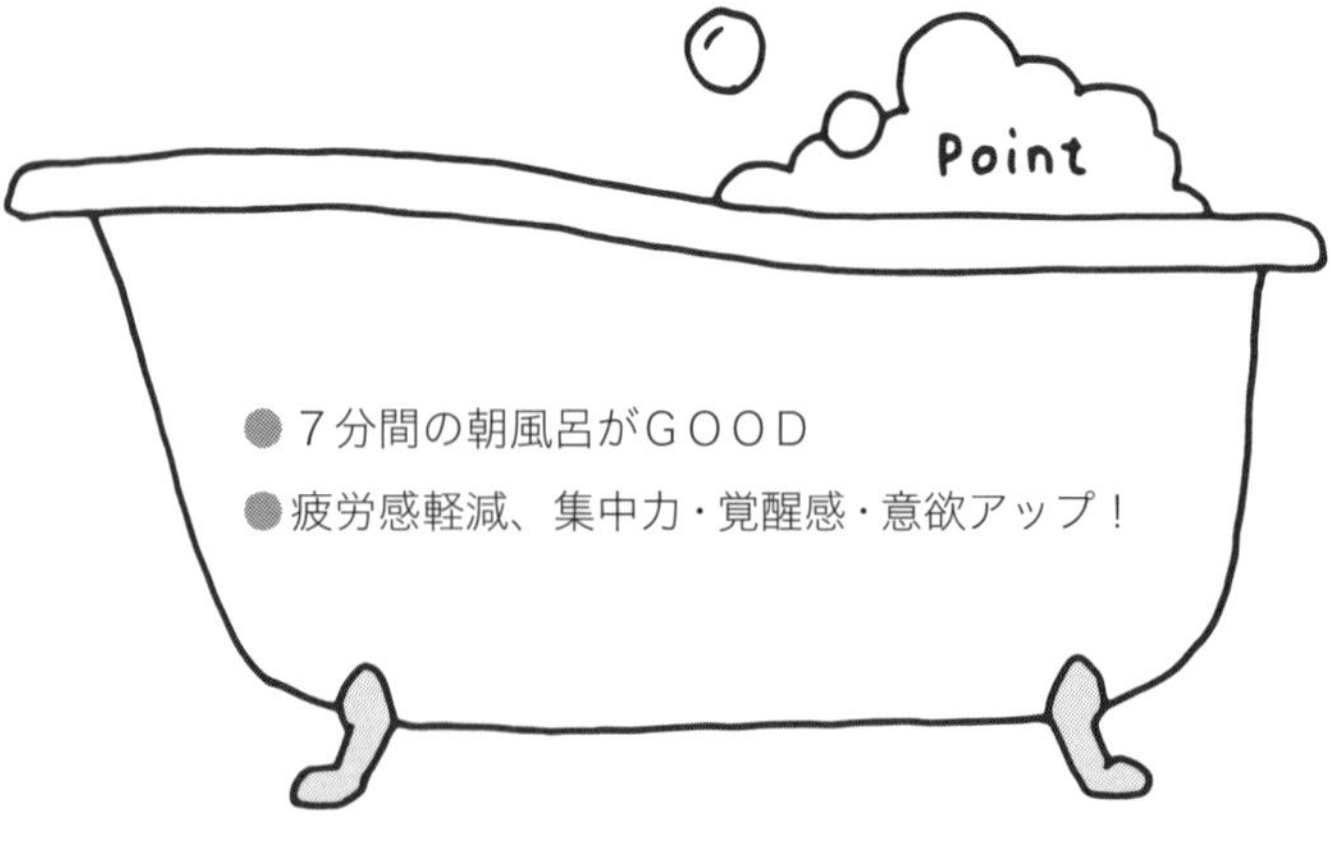

● ７分間の朝風呂がＧＯＯＤ

● 疲労感軽減、集中力・覚醒感・意欲アップ！

自宅でリモートワークをしているとオン・オフの切り替えがうまくいかず、特に朝は頭が働かない……という悩みが増えているようです。私たちが実施した「朝風呂が仕事の能率アップにつながるか」というテーマの調査ではリラックス感、リフレッシュ感、疲労感、集中力、覚醒感、意欲、気分のすべての項目において、朝風呂をしたほうがスコアが高い結果となりました。

特に30代男性で、このスコアを最大限に引き出せる温度と時間を調べたところ、〝41℃で7分間〟という入浴時間が判明。この湯温や時間には個人差はあるものの、中央値としてこの湯温と時間を参考にすることで、たとえ寝不足気味でも脳に〝目覚めのサイン〟を送ることができることが分かりました。

なお、気持ち良過ぎてつい長風呂になりのぼせてしまわないよう、朝風呂はちょっと高めの湯温で短時間で済ませるようにしましょう。

【悩み別に指南】からだと心の悩みもお風呂で解消できる！

①冷え症で悩んでいる人は……

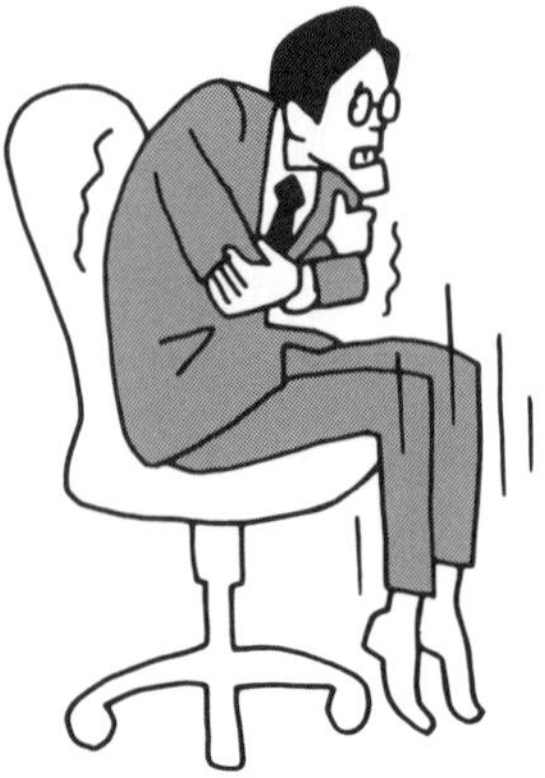

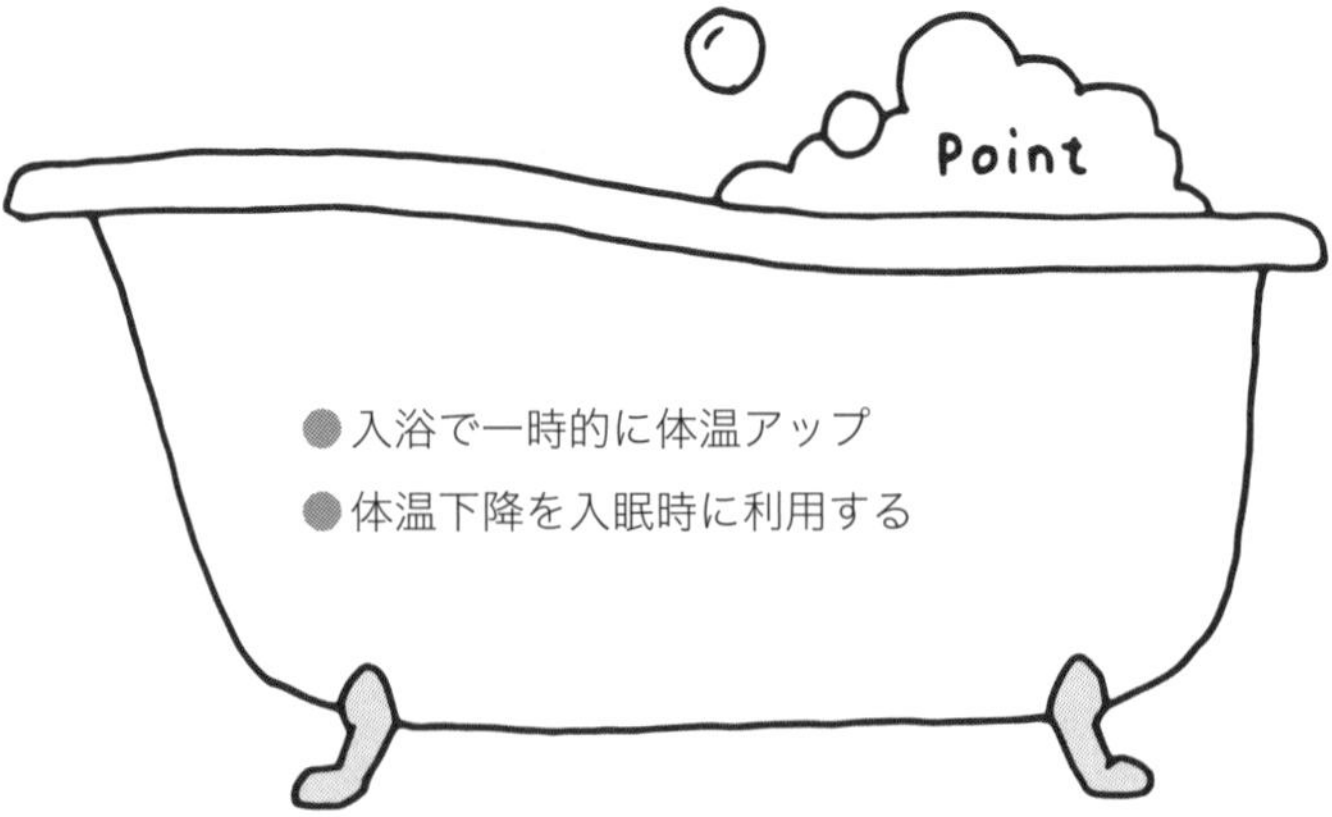

- 入浴で一時的に体温アップ
- 体温下降を入眠時に利用する

冷え症というと女性だけの症状、と思いがちですが、実は働き盛りの男性にも〝隠れ冷え症〟といった症状は多く見られます。ビールなど冷たいものの飲食やタバコを吸うことで内臓が冷え、また仕事が忙しく、食事や睡眠の時間がばらばらなど不規則な生活をすることで、男性も冷え症になります。肩コリや倦怠感、胃腸や肝臓に不調が出てくることもあります。そのため、入浴習慣をつけることで〝隠れ冷え症〟を改善、または予防することが大事です。温熱効果で血行が促進するのはもちろん、リラックス効果も期待できます。

また、眠りに入るときは、末端が温かくなり放熱することで深部体温が下がりますが、末端が冷えている冷え症の人はこの働きがうまくいかず、スムーズに眠れないことが多いとされます。したがって、入浴で一時的に体温を上げ、その後の体温下降を利用することは、特に冷え症の人におすすめの快眠法です。

【悩み別に指南】からだと心の悩みもお風呂で解消できる！

②ストレスが溜まっている人は……

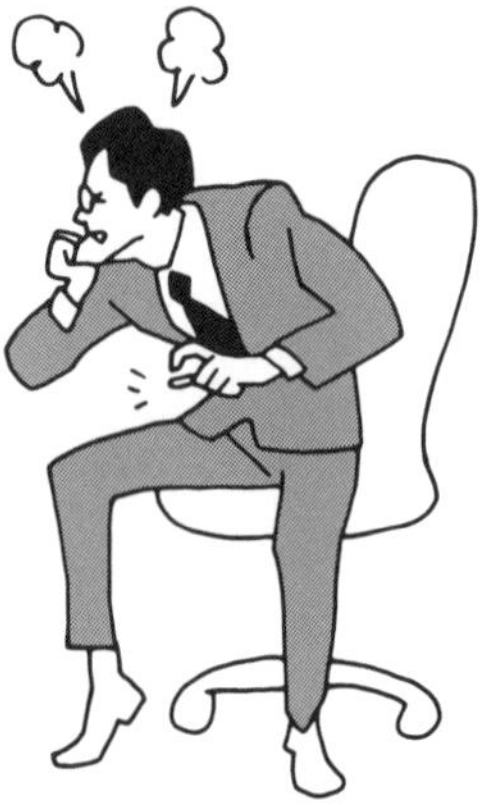

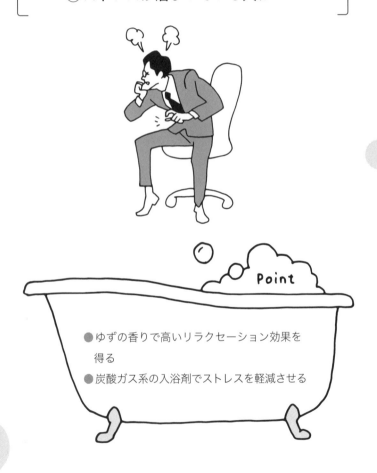

Point

- ゆずの香りで高いリラクセーション効果を得る
- 炭酸ガス系の入浴剤でストレスを軽減させる

図表9　炭酸ガス入浴剤とさら湯浴の比較

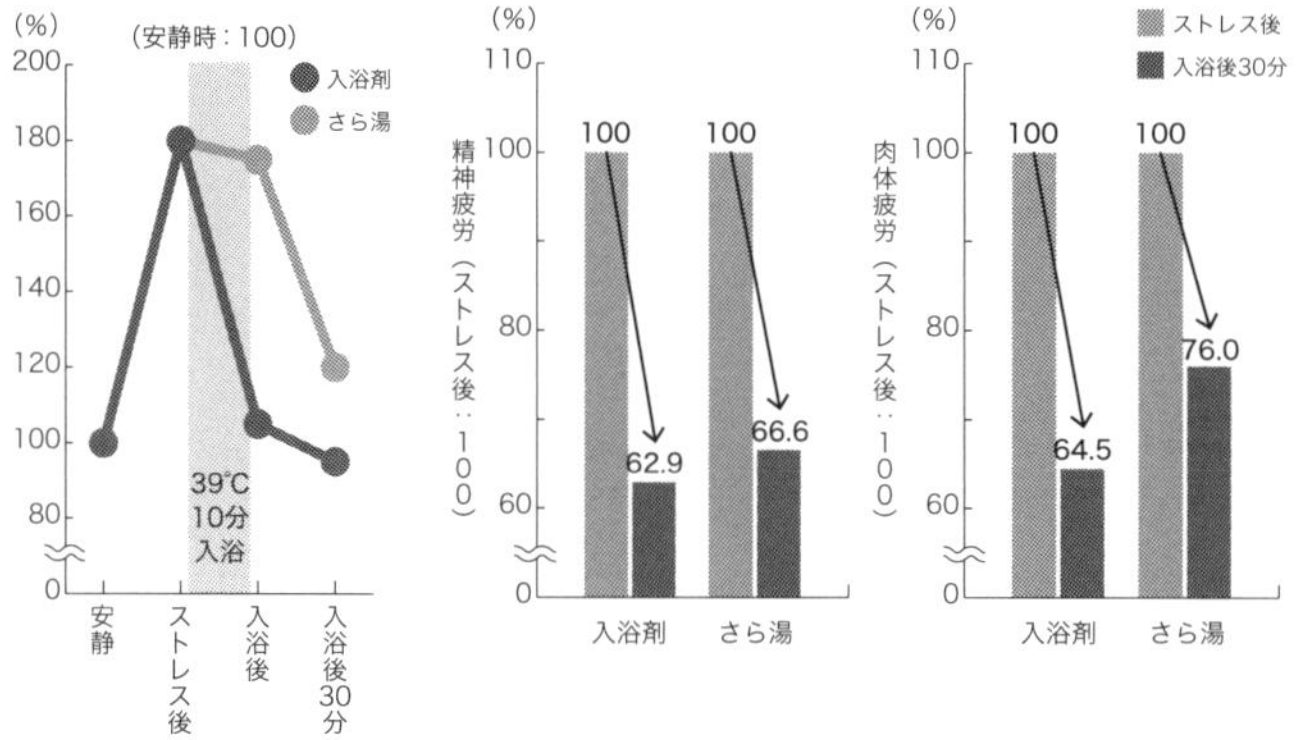

▲唾液由来αアミラーゼ活性値　▲精神疲労感（主観評価）　▲肉体疲労感（主観評価）

出典：日本生理人類学会第81回大会（2020年10月23～25日）発表データ

一般的に、入浴剤の香りはリラックス作用のある「ラベンダー」や、リフレッシュ効果のある「レモン」「ゆず」など、製品のコンセプトに応じて設計されています。

ゆずの香りがする入浴剤を用いたお湯につかるとさら湯に比べて入浴中に快適感が増した状態になり、入浴後も維持されることが分かっています。また、炭酸ガス系入浴剤を用いるとストレスや疲労感が減少し、唾液由来αアミラーゼ（ストレスで増加する酵素成分）がほぼ安静時の値に戻るなど、さら湯の場合とは大きな差があるのです。

【悩み別に指南】からだと心の悩みもお風呂で解消できる！

③肌トラブルで悩んでいる人は……

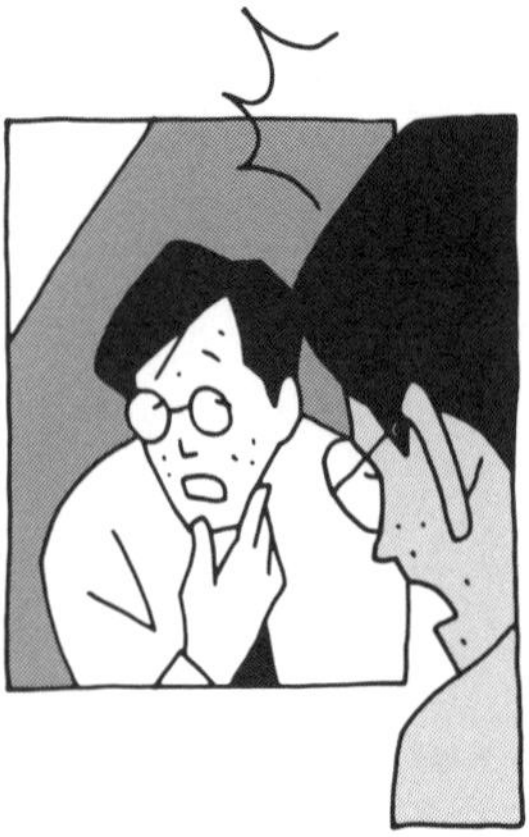

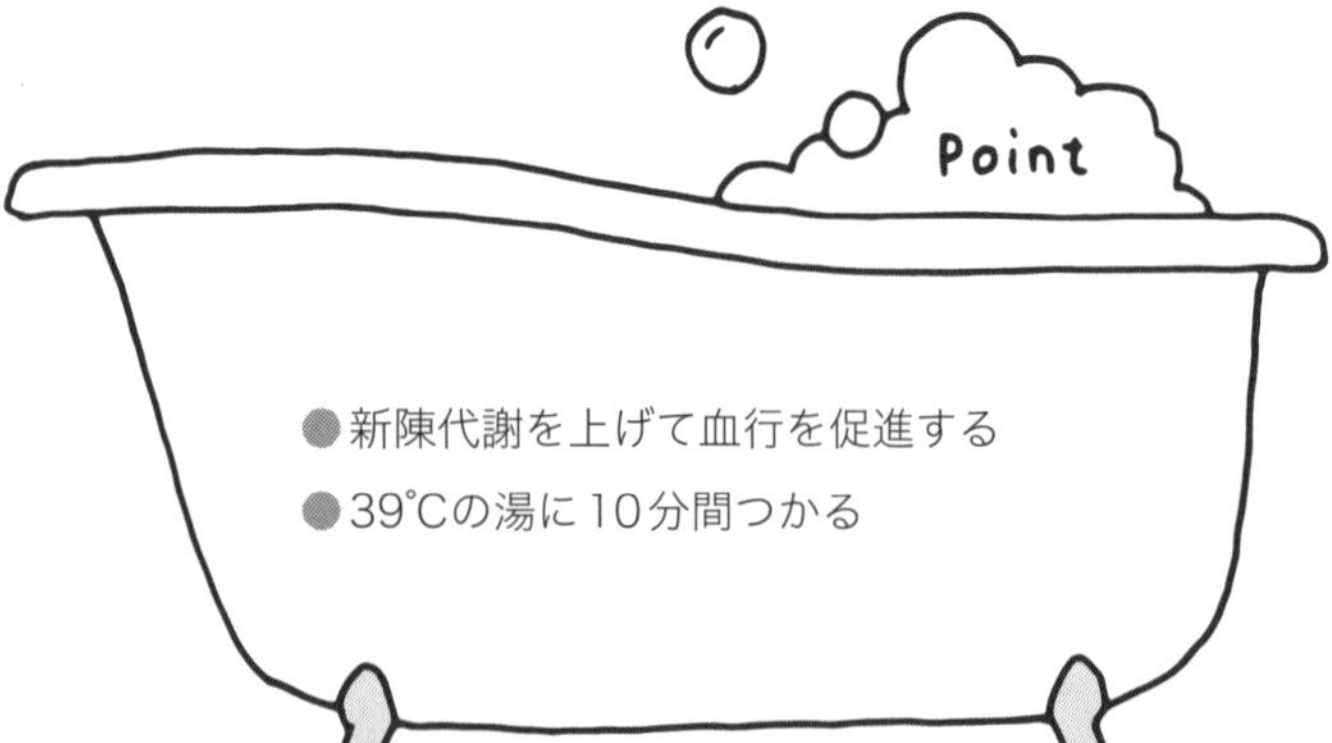
Point
●新陳代謝を上げて血行を促進する
●39℃の湯に10分間つかる

お肌のトラブルに悩んでいる人も多いと思います。そういう人にとっても入浴剤は心強い味方となります。

入浴剤によって肌の弱い人やアトピー性皮膚炎の人にも一定の効果が期待できます。一般的な肌トラブルであれば、スキンケア系入浴剤はもちろんのこと、炭酸ガス配合の入浴剤が効果的です。

さら湯に入浴するだけでも、体温が上昇して血行が促進されますが、さらに炭酸ガスとミネラル配合の入浴剤を使用することで、血行が促進されて代謝が高まり、肌トラブルの改善が期待できます。

具体的には、炭酸ガスとミネラル配合の入浴剤を用いた39℃のお湯に10分間入浴した場合、血行促進効果がアップします。さらに、成分量を3倍にすると作用はさらに高まりました。

血行が促進され代謝が高くなれば、肌トラブルもケアできるのです。新陳代謝の衰えを感じる人は特に意識して入浴し、肌トラブルを回避しましょう。合わせてスキンケア系の入浴剤を使うとさらに効果的です。

【悩み別に指南】からだと心の悩みもお風呂で解消できる！

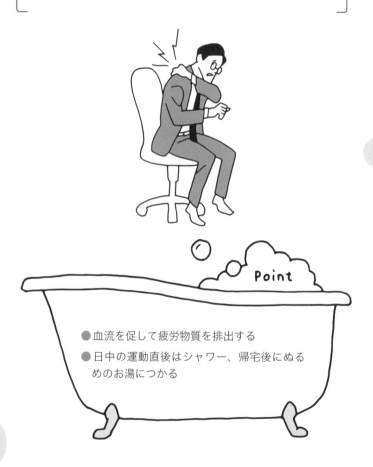

④筋肉痛が激しい人は……

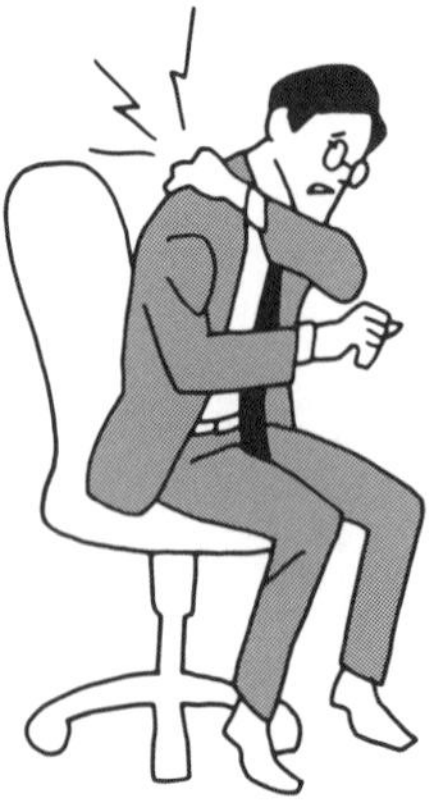

Point

- 血流を促して疲労物質を排出する
- 日中の運動直後はシャワー、帰宅後にぬるめのお湯につかる筋トレなどによる筋肉の疲労回復には、筋肉内の毛細血管を広げることが大切で、これには入浴が有効な方法になります。運動後には、筋肉を動かしたことでつくられた疲労物質が溜まっています。入浴でからだを温めることで、筋肉内の毛細血管が広がり血行を促進して疲労物質が排出されます。

また、筋トレ後に起こる筋肉痛は、からだがもっている能力以上のことをしたときに、その1〜2日後にやってきます。そのため「今日は無理したかも」というときには、痛みを感じていなくてもその日のうちに入浴をすることで血流を良くしましょう。ただし、朝や昼休みなど、日中に運動したときは、すぐに入浴というわけにはいきません。運動直後は筋肉が熱をもっている状態なので、しっかり水分補給を行い、ストレッチなどでからだをクールダウンしたあとにシャワーで汗を流しておくのが正解です。そして、夜、帰宅後にぬるめの湯につかることで、筋肉疲労を取ることができます。

夜に運動した直後は呼吸数や心拍数が高い状態です。そのまま入浴するとからだへの負担が大きいのでクールダウンの時間を取りましょう。そのあとに、ぬるめの湯にゆっくりとつかります。湯船の中でマッサージを施すのも疲労回復におすすめです。

【悩み別に指南】からだと心の悩みもお風呂で解消できる！

⑤寝つきが悪いときは……

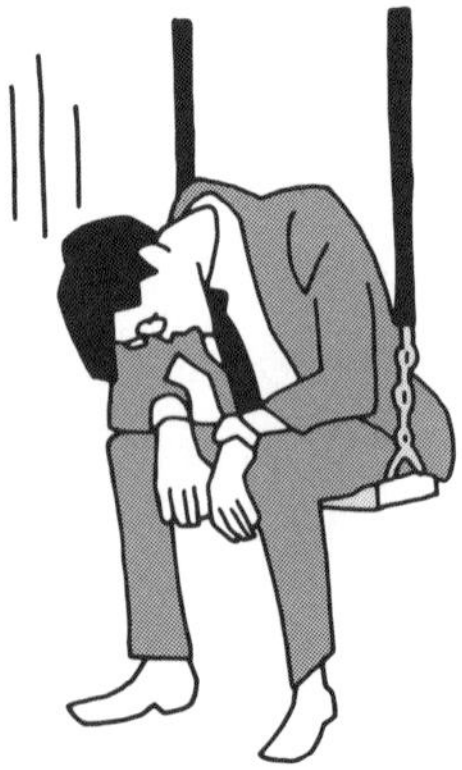

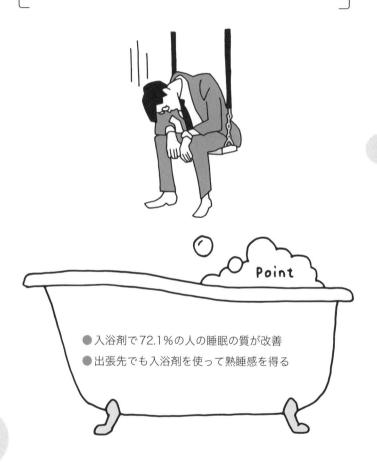

Point

- 入浴剤で72.1％の人の睡眠の質が改善
- 出張先でも入浴剤を使って熟睡感を得る

仕事に追われて息抜きする時間がない。出張先で寝つけず安眠できない。そんなときは、入浴剤を使ったリフレッシュがおすすめ。発汗作用が高いものやリラックス効果に優れているもの、温泉気分を愉しめるタイプなど、その日の気分に合わせて使い分けましょう。

ホテルで入浴剤を使用したところ、65%の人がからだの冷えが改善されたと評価し、72・1%の人が睡眠内容の改善を実感したという調査結果もあり、翌日の仕事の英気を養ううえでも非常に有効だと考えられます。

図表10 浴用剤を利用したときのからだの症状と睡眠に関する評価

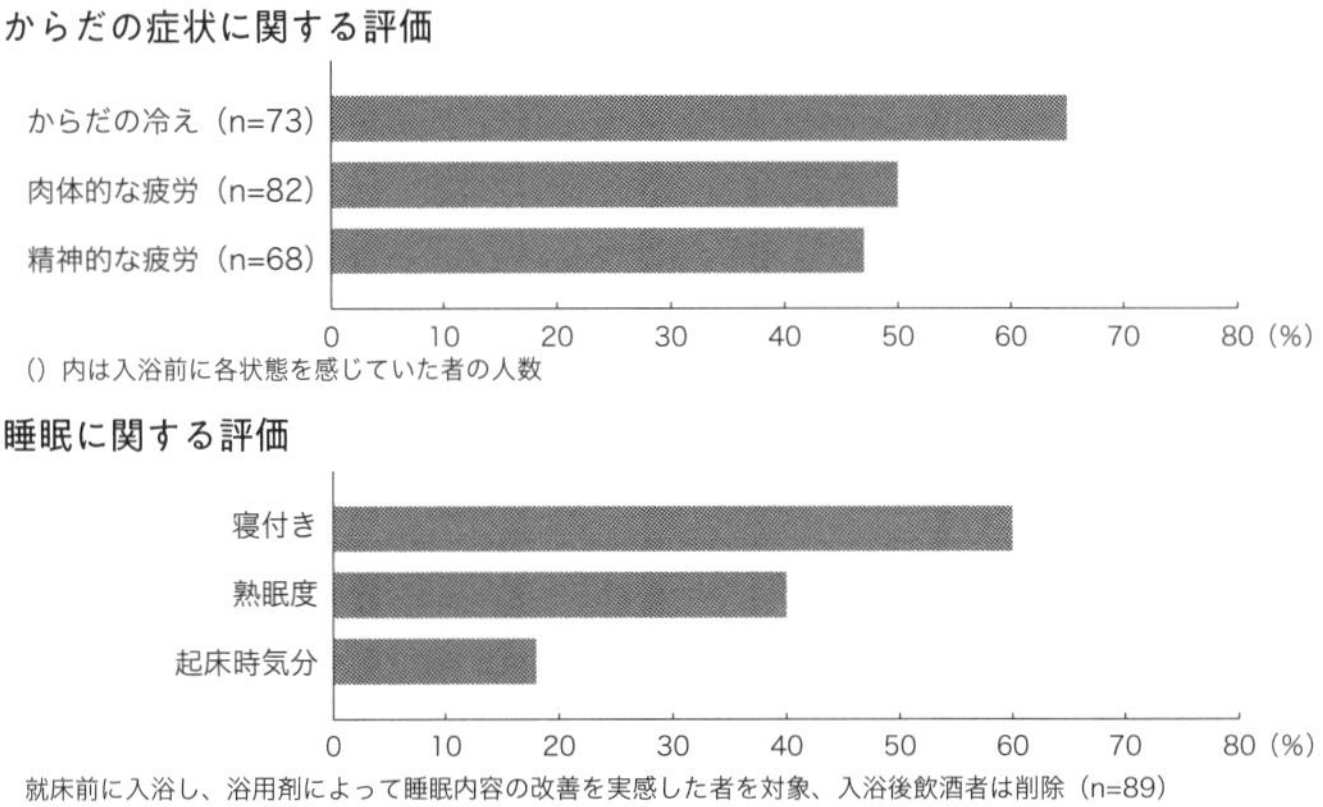

() 内は入浴前に各状態を感じていた者の人数

就床前に入浴し、浴用剤によって睡眠内容の改善を実感した者を対象、入浴後飲酒者は削除（n=89）

出典：「ホテルでの冬季の入浴剤入浴と睡眠に関する検討」バスクリンニュースリリース2010年

【悩み別に指南】からだと心の悩みもお風呂で解消できる！

⑥眠りが浅い人は……

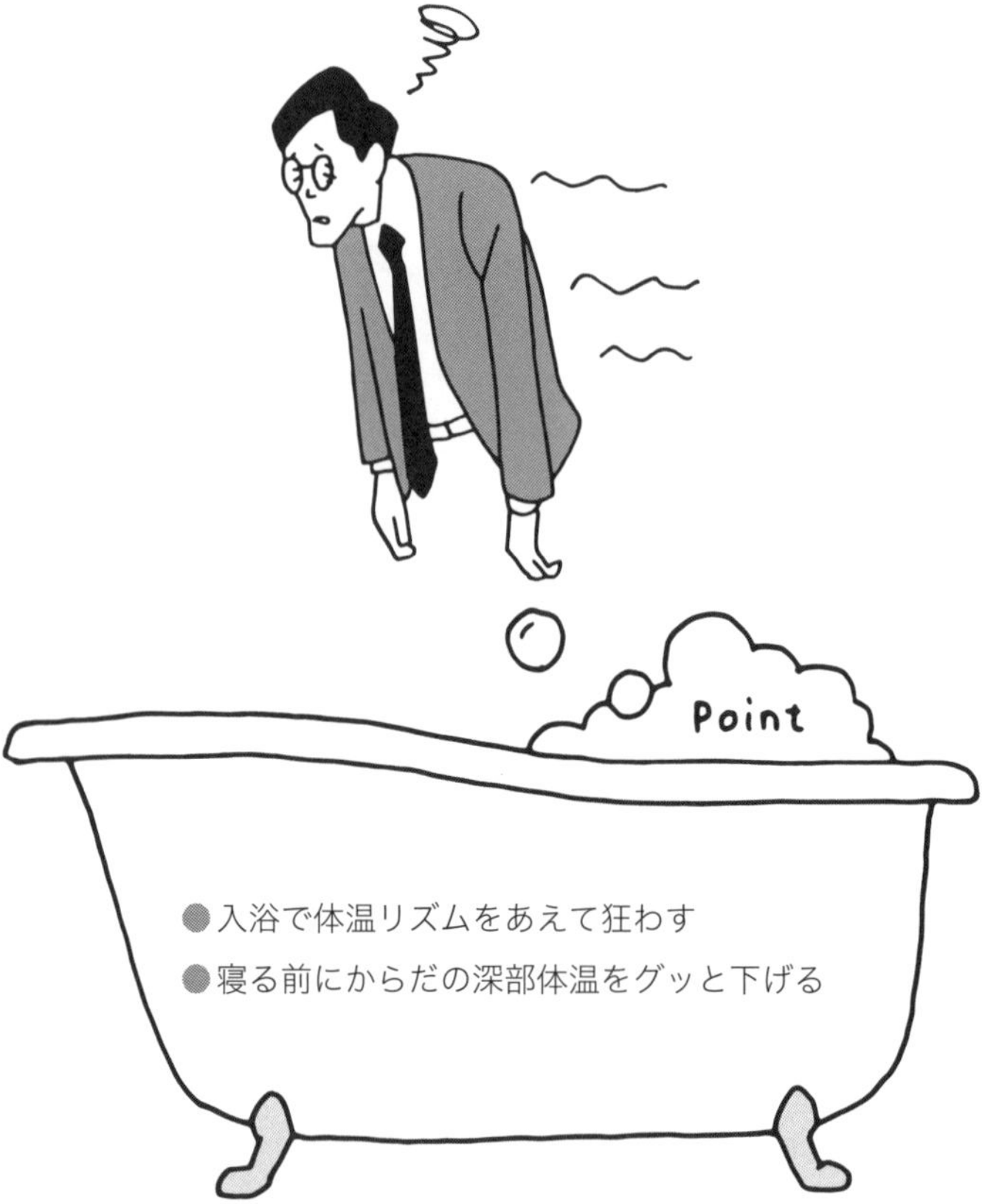
Point
●入浴で体温リズムをあえて狂わす
●寝る前にからだの深部体温をグッと下げる

生活の変化にからだが追いつかず、不眠に悩んでいるビジネスマンが増えています。眠りたいけどなかなか眠れない、眠りが浅いなど、睡眠に悩みを抱えている人にとって、入浴はその解決策の1つとなり得ます。

人間の体内には、体内時計が備わっていて一日のリズムを刻んでいます。そして、人間の体温もリズムがあります。そのリズムは「睡眠」と大きく関係しています。

図表11にあるように、起床前は最も体温が低くなり、その後時間の経過とともに体温が上昇。18〜20時に最も高くなったあとは、徐々に下がります。

安眠のためのポイントとなるのが、寝る前にからだの深部体温をグッと下げること。体温が下がることで眠気が引き起こされるといわれているからです。

しかし、体温を下げるためにはどうすればよいのでしょうか。そこで役立つのが「お風呂」です。入浴すると、体温が1℃くらい上昇します。すると、体温リズムが狂ってしまうと思うかもしれませんが、体温上昇は一時的なこと。入浴後は血管が開いているため熱が放散されやすいからだとなり、時間とともに体温は下がっていきます。

図表11　睡眠メカニズム　イメージ図　※午前８時起床の場合

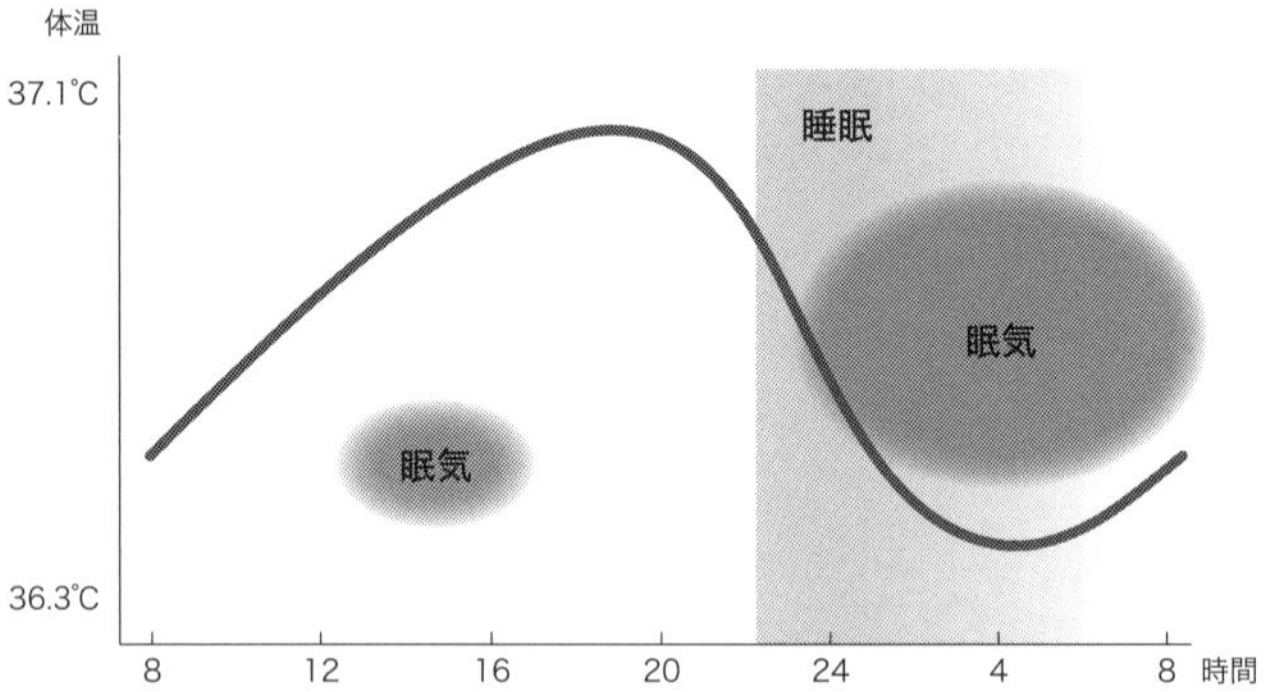

つまり、入浴によって一時的に体温を上昇させることで、自然に体温を下げることができるのです。

浴槽浴をする際、深部体温を効果的に上げるには、からだをじわじわと温められる〝ぬるめのお湯〟が最適。ぬるめのお湯は交感神経が優位になるのを抑え、からだにも負担がかかりません。おすすめは39〜40℃で10〜15分です。就寝前に副交感神経を優位にして、脳の興奮を落ちつかせリラックスさせることで、寝つきが良くなります。

お風呂に入るタイミングの目安は、就寝予定からおおよそ90分前。個人差があるので、自分のベストタイミングを見つけてみてください。入浴時間を長く確保できないという方は、入浴剤を活用してみるのもおすすめです。

また、入浴後はできるだけリラックスできる環境で過ごすことも大切で、「快眠」のためには欠かせません。お風呂でリラックスしたあと、からだは睡眠モードへ向かっているため、スマホを眺めていたり、明るい部屋で過ごしたりしてしまうと目が覚めてしまいます。

入浴後は、

・部屋の明かりを落とす（強い光を避ける）
・スマホやテレビは見ない
・寝る前にコーヒーやお酒は飲まない

ということを心掛けてください。

また、布団に入ったときに手足が冷え切っていると、深部体温が下がらず、よく眠れないため、お風呂上がりには手足を冷やさないように注意しましょう。

【悩み別に指南】からだと心の悩みもお風呂で解消できる！

⑦海外出張の時差ぼけを解消するには……

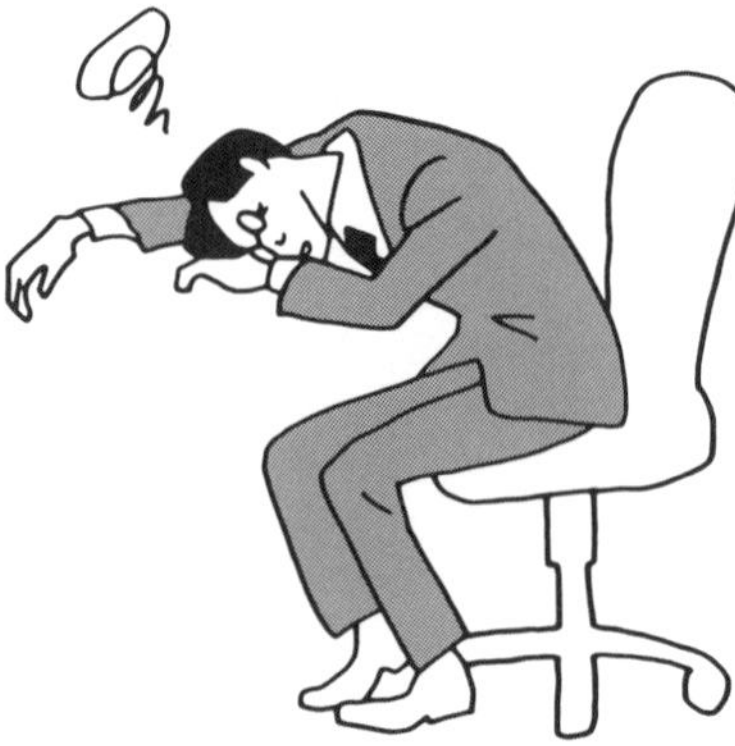

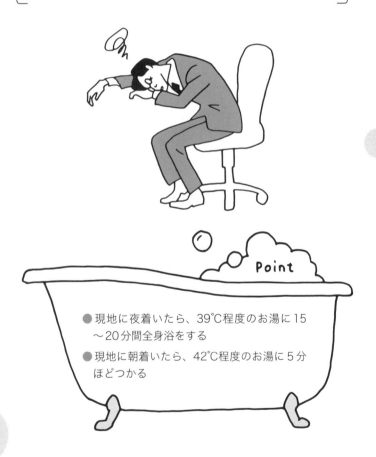

Point

- 現地に夜着いたら、39℃程度のお湯に15〜20分間全身浴をする
- 現地に朝着いたら、42℃程度のお湯に5分ほどつかる

海外出張で心配なのが時差ぼけ。現地でリフレッシュしたとしても、帰国後、時差ぼけで疲れが蓄積してしまう……なんてことが起きるかもしれません。

この時差ぼけを科学的な見地から検証したデータがあり、それによると、旅行中の睡眠状況が良い人は時差ぼけの症状が軽く、睡眠の状況が悪い人は時差ぼけの症状が重い、という相関関係が分かりました。つまり、良質な睡眠が取れていない人は、帰国後に時差ぼけになる可能性が高いことがはっきりしたのです。

海外では、お湯につかる頻度が低下してしまいますが、夜、就寝前には安眠を促すために、39℃程度のお湯に、15～20分かけてゆっくりと全身浴をするのが有効です。現地に夕方から夜にかけて到着したら、まずはこのリラックスできる入浴法を実践しましょう。これにより副交感神経が優位になることで、自然な眠りに入れます。

一方、日本を夜便で出発して、朝、現地に到着するというスケジュールの場合は、朝の入浴の方法を応用します。42℃程度のお湯に5分くらいつかって、眠くてぼんやりしている頭やからだを目覚めさせましょう。すると、交感神経が優位になることで活動的になり、出張先に到着した日も能動的に過ごせるはずです。

【悩み別に指南】からだと心の悩みもお風呂で解消できる！

⑧乾燥肌・敏感肌に最適な入浴法は……

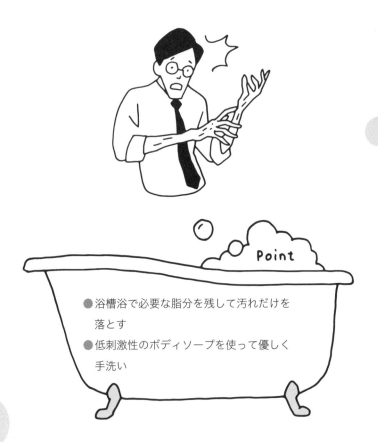

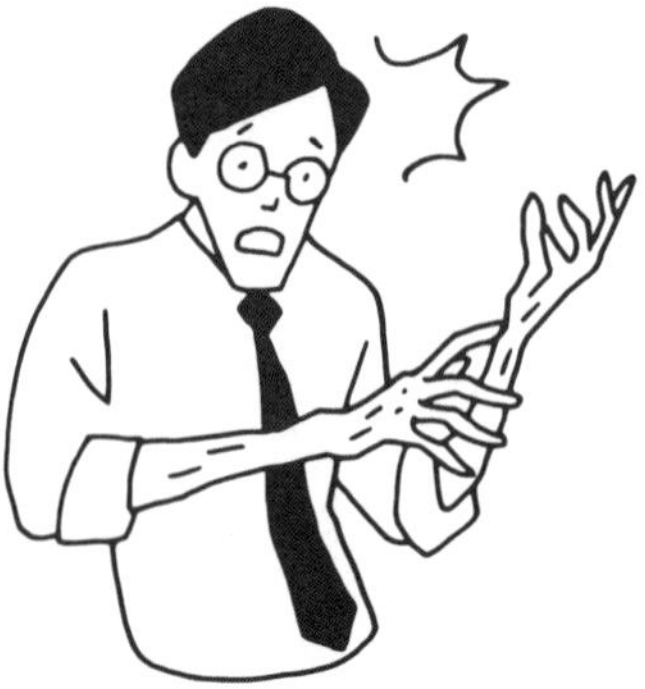

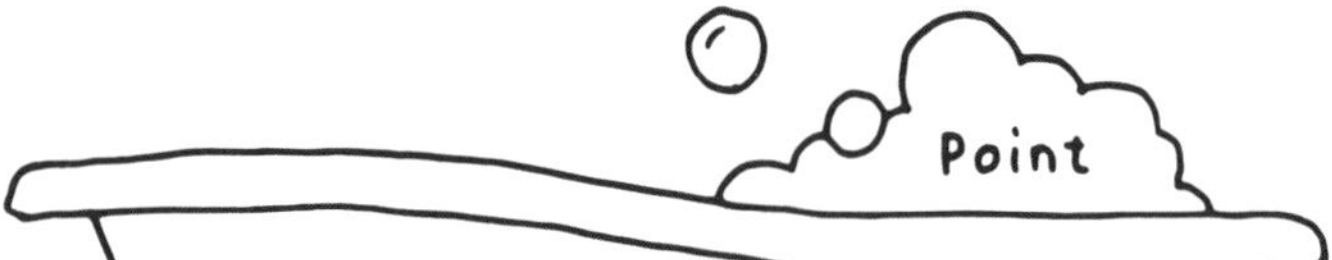

- 浴槽浴で必要な脂分を残して汚れだけを落とす
- 低刺激性のボディソープを使って優しく手洗い

皮膚が乾燥気味な人やトラブルを抱えている人ほど、からだを洗浄するときは優しく洗う必要があります。というのも、ゴシゴシ洗って皮膚に刺激を与えると、バリア機能がさらに弱まり、かゆみやトラブルの要因になってしまうからです。そして、そんな人にこそ浴槽浴がおすすめです。なぜなら、湯につかるだけで、皮膚の表面や毛穴に付着した汚れの多くを落とすことができるからです。

つまり、お湯につかれば全身を温められるだけではなく、必要な皮脂は残しながら汚れだけを落とすという〝デリケート洗い〟ができるのです。

そのため、浴槽浴のあとは汚れやすい頭皮や毛髪、顔、脇の下や背中、陰部、足もとを低刺激性のボディソープを使って、優しく手洗いすればOK。ただ、脇の下は体臭のもととなる汗腺があるため、脇毛をかきわけて皮膚を洗うのがポイントです。

その後、ぬるめのシャワーで洗い流せば、洗浄完了。乾燥しやすい腰まわりなど、ほかの部位は汗をかいたときなどに手洗いすれば十分です。

第3章

入浴効果を高め、入浴中の時間を愉しむフローライフを充実させるアイデア

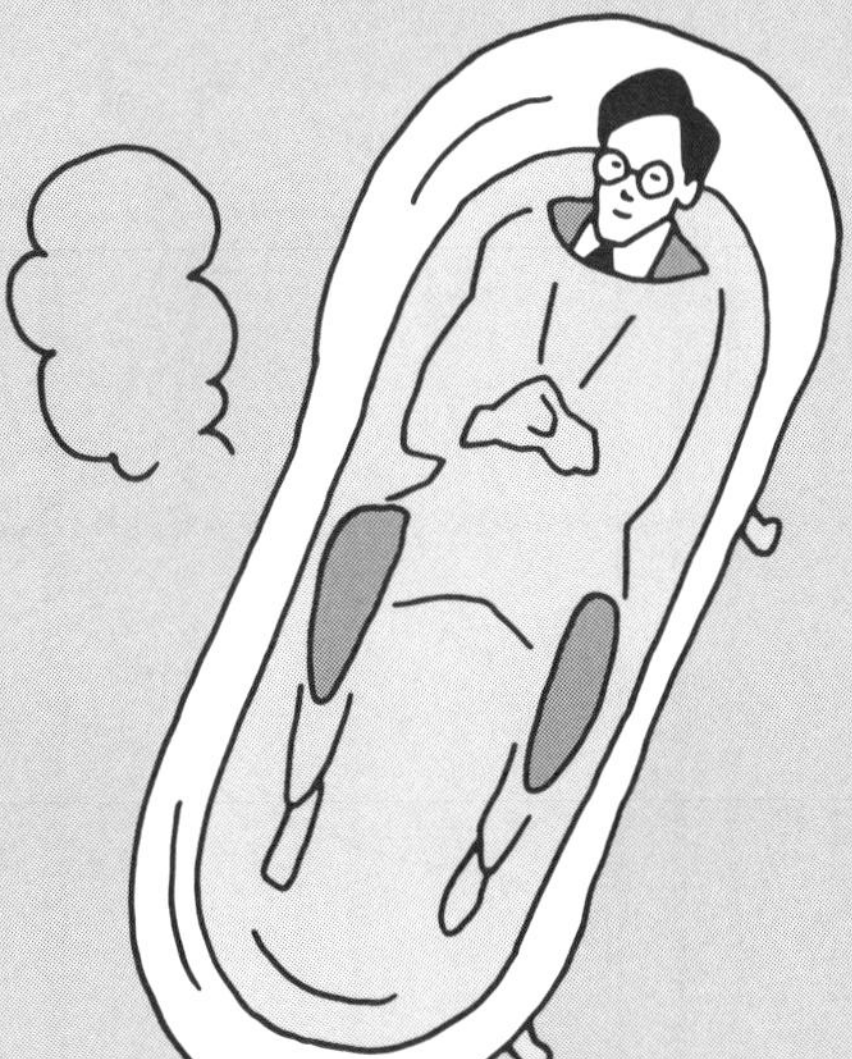

マインド風呂《フロ》ネスで
メンタルを整える

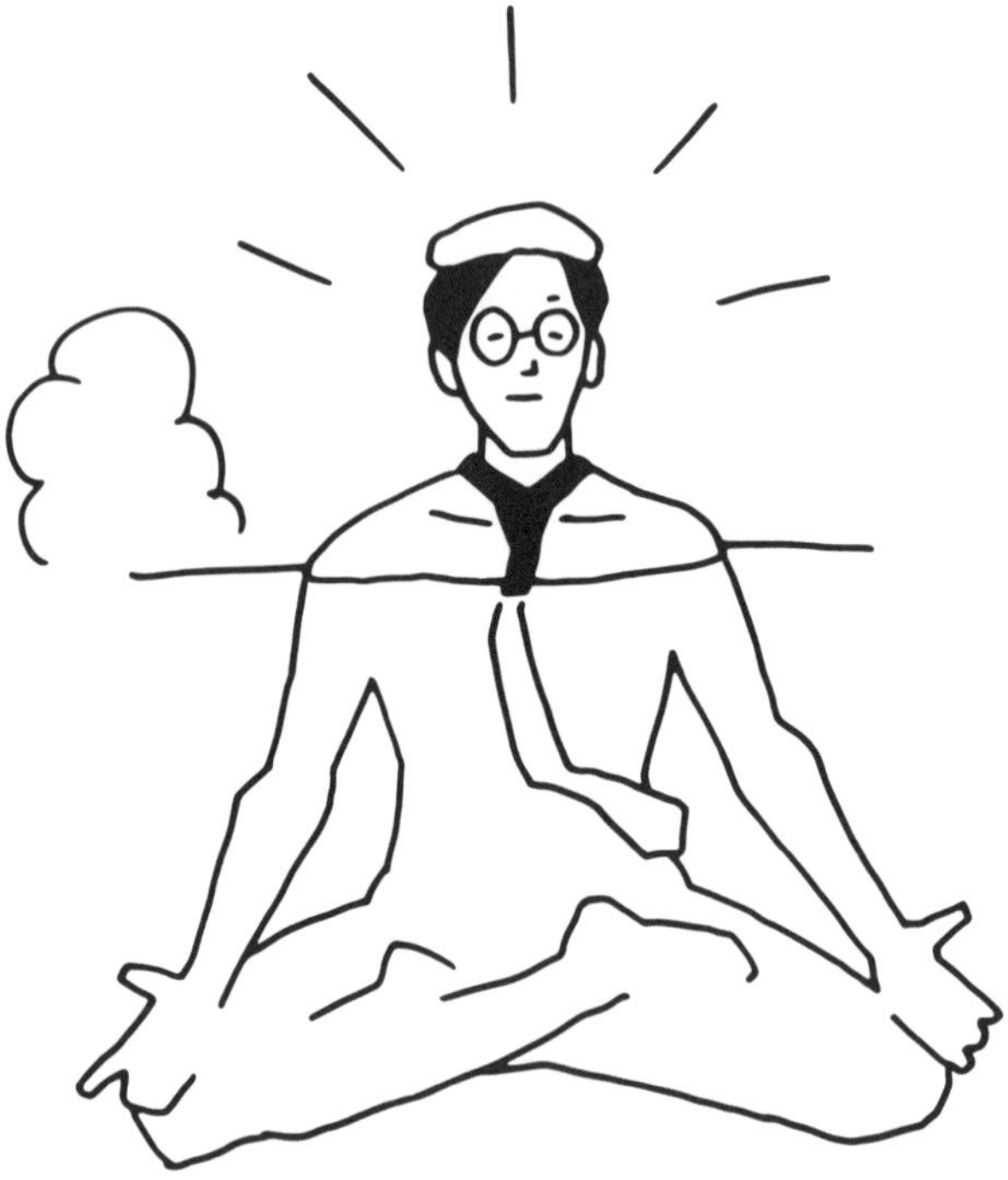

早坂教授が提唱しているのが、「自分の感情に気づき、それを表現できる」ことを目的に、お風呂で行うマインドフルネス、言い換えるなら「マインドフロネス」です。今、この瞬間の自分に意識を向けるマインドフルネスは、ストレス軽減や集中力の向上に役立つ心的技法として注目されています。

お風呂という空間は、浮力によるリラックス作用に加え、衣服を脱いで締め付けられるものが何もないこと、さらに密室であることなども手伝って、瞑想やマインドフルネスに向いているスペースなのです。

まず一人で38℃程度のぬる湯に20分ほどゆっくりつかり、腹式呼吸で深呼吸を繰り返します。マインドフルネスと同様に余計な考え事は頭の中から捨てさり、リラックスすることだけに集中しましょう。さらに血流を促進させて疲労回復効果を得たい場合は、炭酸入浴剤を活用することもおすすめです。

リラックスした状態で仕事の整理をする

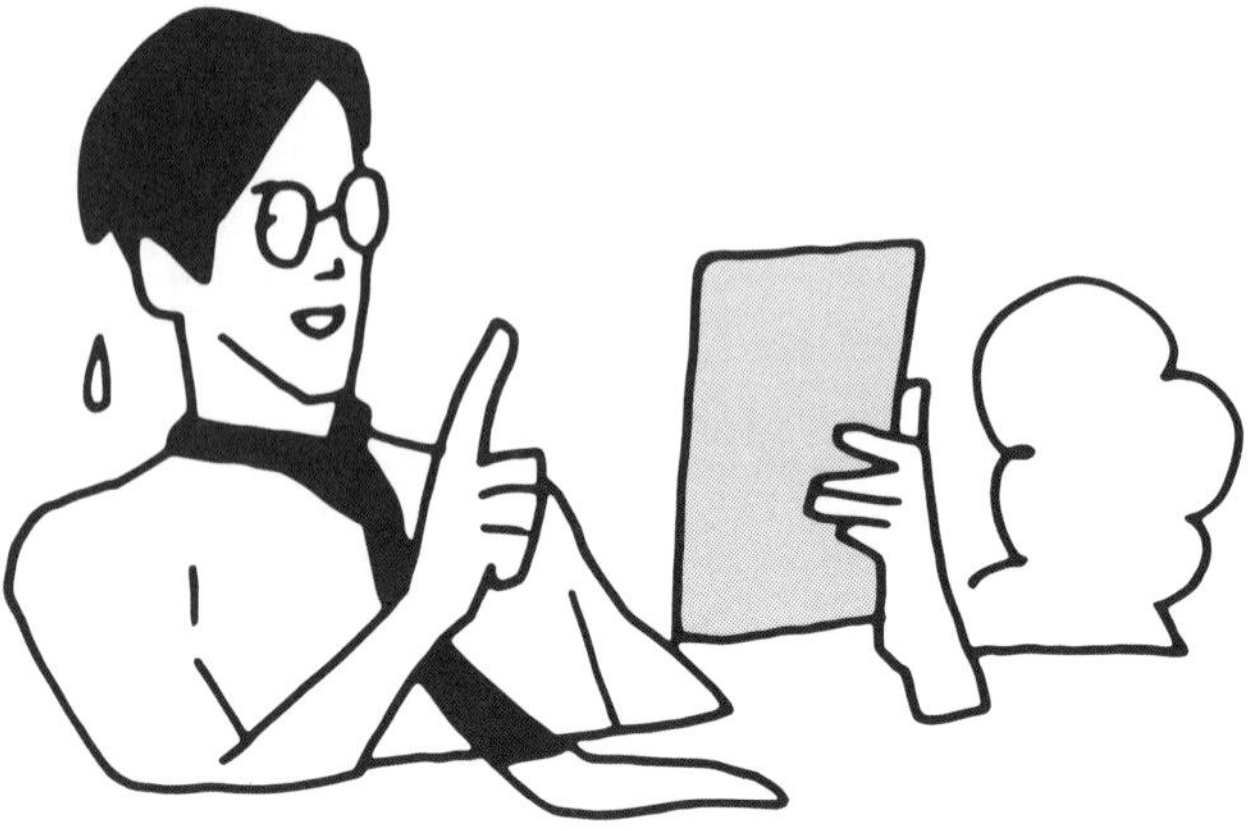

時間に追われるように仕事をしていると、目の前のタスク管理に集中するあまり、新しいアイデアなどが出てこなくなることがあります。そんな状態が続くと、心身ともに緊張感で疲弊してしまう場合があり、かえって仕事の効率が落ちてしまう要因にもなります。

気分転換としてワーケーションに取り組む人も増えていますが、現実的になかなか実施できない状況も多いと思います。そういうときこそ自宅のお風呂が大活躍します。リラックスできる入浴中に、あえて仕事のアイデアを練ったりタスクの整理をしたりするとよいです。いつもと違った環境で仕事のことを考えれば、普段なら思いつかないようなアイデアがふっと思い浮かぶことも少なくありません。

心身がリラックスしているときの脳の働きを利用することで、斬新なアイデアが生み出せると思います。

気分がアガる＆ほしい効能の入浴剤を選ぶ

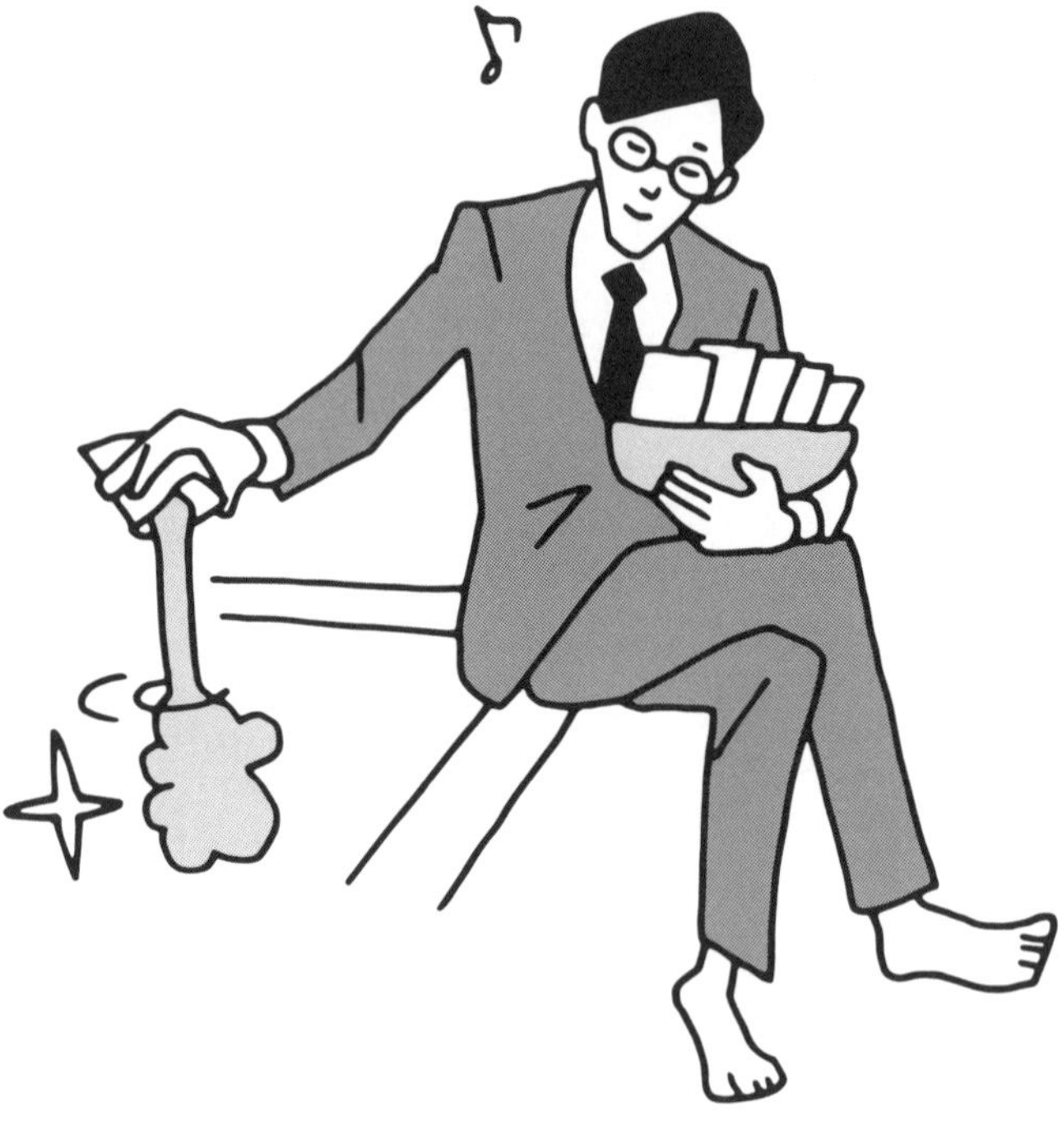

私たちが浜松医科大学と行った共同研究では、入浴剤を使う頻度が7割以上の人は、6割以下の人よりも「全体的健康感（健康状態は非常に良い）」のスコアが高くなっていました。

また、2021年夏に行った実態調査では、入浴剤を家にストックしている人は増えており、コロナ禍で自宅にいる時間が増えるなか、入浴剤で入浴の時間を愉しむ人も増えていると考えられます。バスタイムを能動的に愉しむためにも、香りや効果が異なる入浴剤をいくつか手元に用意しておくのがおすすめです。

お湯に入れて愉しむ入浴剤は「医薬品、医療機器等の品質、有効性及び安全性の確保等に関する法律」（薬機法）により、使用目的や成分等によって大きく「医薬部外品」と「化粧品」に分けられます。「医薬部外品」は、薬効が認められた成分（有効成分）を配合し、温浴効果と清浄効果から17の効果効能が認められています。一方「化粧品」は保湿作用を主として、化粧品として認められる効能を示すことができます。このほか、色や香りを愉しむ雑貨（浴用製品）もあります。入浴剤は成分や特長により、次の7つに分類されます。

入浴剤の種類

入浴剤は、保温効果が高く湯冷めしにくい「無機塩類系」、冷感を加えており肌にさっぱり感や収れん効果を与える「清涼系」、血行促進作用が特長の「炭酸ガス系」、皮膚の保湿に長けている「スキンケア系」、パパインなどの酵素を配合した「酵素系」、温泉の湯ざわりや構成成分を参考にした「温泉系」、生薬に含まれる成分の働きと独特な香りからなりたつ「生薬系」の7つのタイプがあります。

自分自身がほしい効果のある入浴剤を気分に合わせて選び、日常的に使い分けていくことでより豊かなフローライフを送ることができます。

図表12　入浴剤の種類

無機塩類系 ── 温まって、お肌もすべすべ

● 入浴後の保温および清浄効果が主な特長。
● 塩類が皮膚の表面のタンパク質と結合して膜を形成。からだの熱の放散を防ぐ。

清涼系 ── すっきりさわやか

● 清涼感や皮膚の清浄作用が主目的。
● ハッカ油等を配合して冷感を加えたものや、重曹、ミョウバンなどを配合。

炭酸ガス系 ── からだの芯までポカポカ

● 血行促進作用が特長。炭酸ガスを発生させる。
● 全身の新陳代謝が促進され、疲れや痛み等が緩和される。

スキンケア系 ── お肌しっとりなめらか

● 保湿成分が皮膚に吸着浸透し、スキンケアを行う。
● お風呂から出るときにシャワーなどで洗い流さないのがコツ。

酵素系 ── 酵素パワーでお肌をきれいに

● 皮膚の清浄作用を目的に、タンパク質分解酵素、パパイン酵素などを配合。
● 皮膚に無理な刺激を与えず、清浄にできるのが魅力。

温泉系 ── いい湯だな。ユニットバスが大変身！

● 香りと湯色で温泉地情緒を表現。湯ざわりや構成成分も参考にしている。
● 成分は無機塩類系入浴剤に含まれるものが多い。

生薬系 ── さまざまな効果に期待！

● 生薬による温浴・保湿・抗炎症効果が目的。
● 生薬を刻んだものやエキスを抽出してほかの成分と組み合わせたものなどがある。

入浴剤に期待できる効果

●保温

温泉由来の成分（無機塩類）である硫酸ナトリウム（芒硝《ぼうしょう》）、硫酸マグネシウムなどが皮膚のタンパク質（アミノ酸）と結合しベールをつくり、保温効果を高める。

●保湿

入浴剤に配合された保湿成分が、皮膚の表皮の角質を軟化し、肌をなめらかにする。保湿成分の入ったスキンケア系入浴剤を使えば、湯上がり後のお肌がしっとりすべすべになることが期待できる。

●血行促進

炭酸ガス系入浴剤は温浴効果を高め血行を促進し、からだを温める。また入浴後の保温効果もある。

●**清涼**

炭酸水素ナトリウム（重曹）の清浄効果と、清涼系入浴剤に配合されたメントール、ハッカ油などの清涼成分が、入浴後の肌をさっぱりさせてくれる。

●**清浄**

お湯につかるだけでも清浄効果はあるが、入浴剤に含まれる成分、炭酸水素ナトリウム（重曹）、炭酸ナトリウムによって、清浄効果が高まる。

●**リラクセーション**

リラクセーション効果のある温度は38〜40℃の微温浴。そして、入浴剤の色や香りは視覚や嗅覚に働き掛けるため、リラクセーション効果がより高まる。

“浴後ストレッチ”で入浴効果を高める

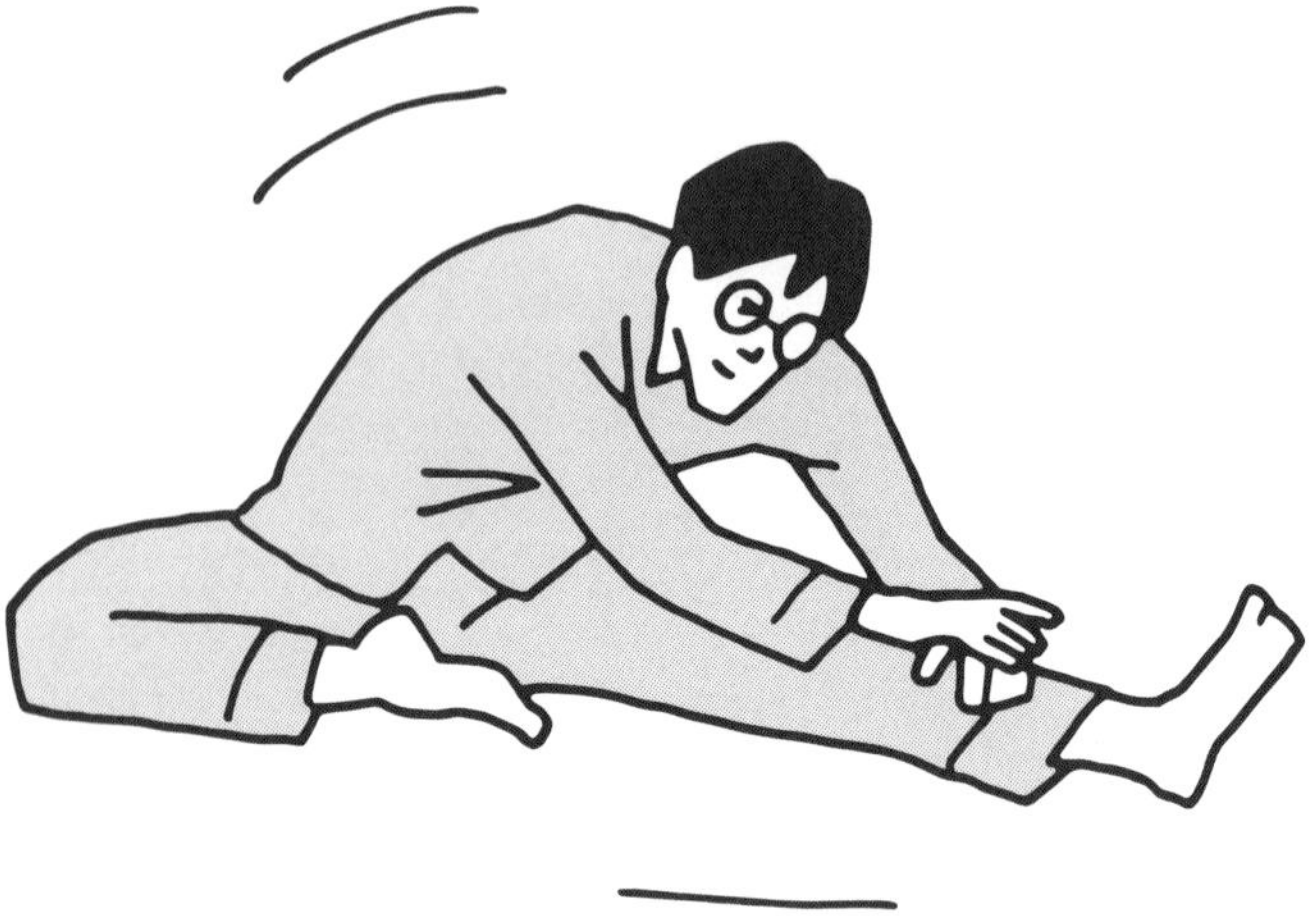

浴槽浴をしているときは、その温熱効果で全身の筋肉が温められ、血行が促進するのはもちろん、気になるコリもほぐれていきます。そこで、ぬるめのお湯でゆっくりと全身を温めたら、入浴後に肩や腰など、気になる部分をストレッチするのがおすすめです。

コリの解消には、「温めて血行を良くすること」と「筋肉を和らげほぐすこと」が大切ですが、浴槽浴ではこの2つが同時にできるため、全身のコリをほぐすのには最適な時間なのです。

まず、40℃程度のお湯で10～15分、肩までつかって温まったらストレッチを始めてみましょう。

不調改善のストレッチ

入浴の健康効果を最大限に高めてからだの不調を改善するためには入浴後のストレッチがとても効果的です。血流が良い状態でストレッチを行うことで、運動効率が高まることはもちろん、自律神経にも効率的に働き掛けられます。

そこで、今回はからだの不調と肌荒れを改善する簡単なストレッチをご紹介します。からだが硬くても、まずは実践してみてください。習慣にして繰り返し伸ばしていけば、筋肉は柔らかくなりますし、血液循環の改善や代謝アップも期待できます。そうなれば、毎年の健康診断でもさまざまな数値が改善していた、ということも期待できます。

注意事項

・ストレッチを行う前に十分に水分補給をしましょう。
・ストレッチは息を止めずに、吐きながら行いましょう。
・すべてのポーズで骨盤を立てて、猫背にならないよう気をつけましょう。

肩コリ

●首のストレッチ
両手を使って前と左右に倒します。
優しく各30秒キープ。

●両肩のストレッチ
両肩が耳に近づくように肩を引き上げて5秒キープし、脱力します。5回繰り返しましょう。

●肩甲骨のストレッチ
両手を伸ばしてテンポよくゆっくり拍手します。からだの前と頭の上で各10回。
両手を横に開いたときは、肩甲骨どうしを近づけるイメージで行います。

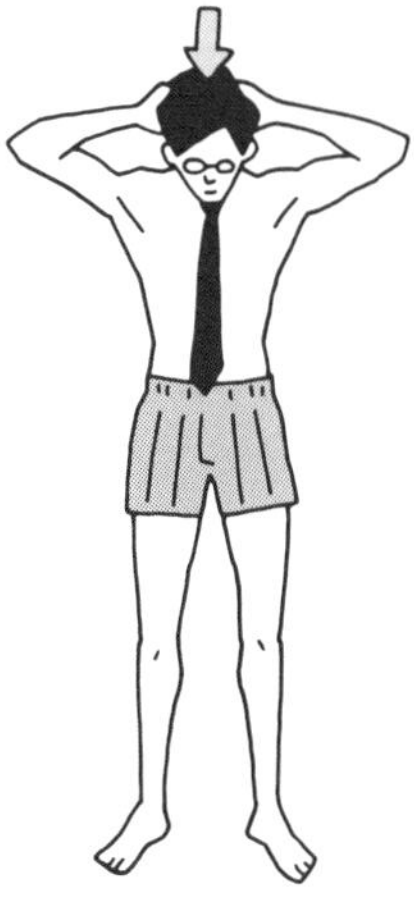

腰痛

●ネコのポーズ

四つん這いになってお腹を上げ下げします。各5回繰り返します。

●体幹トレーニング「プランク」のポーズ

両ひじと両つま先での四つん這い姿勢（プランク）を取り、30秒キープ。

●ひざ抱えのポーズ

あお向けで両ひざを抱え30秒キープ。さらに、左右の片ひざずつ抱え30秒キープ。各2回行います。

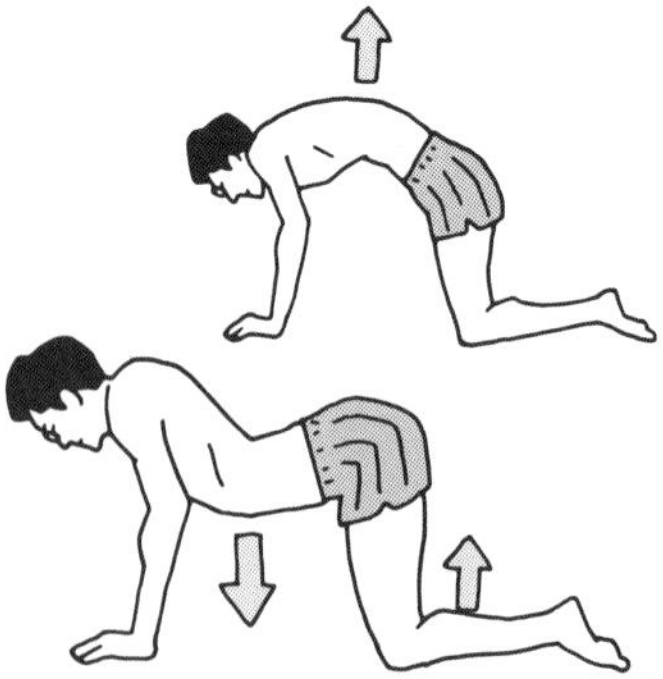

疲労感

●足踏み
大きく足を上げてその場で足踏み。
60秒行います。

●もものストレッチ
壁に手をついて立ち（座ったまま、寝たままでもよい）、手で片足を持ち、足首をお尻に付けます。

両足ともに30秒キープ。

●全身ストレッチ
背伸びするように全身を伸ばします（あお向けでも可）。10秒を3回行います。

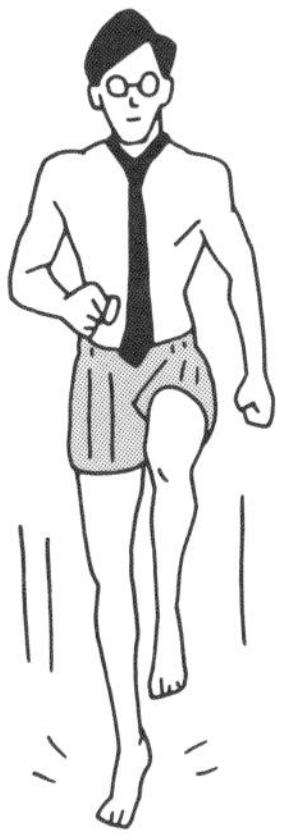

運動不足（冷え症）

●足首からひざ裏までのもみ上げ

足首からひざ裏に向かって、マッサージを施すようにもみ上げます。左右各2回ずつ。

●つま先運動

つま先をできるだけ大きく上下させます。20回ほど行います。

●太もも裏をストレッチ

息を吐きながら、お腹を太ももに付けるようにからだを前傾します。5回ほど。続いて、両ひざを開き、左右それぞれの足に向かって前傾します。各5回倒します。

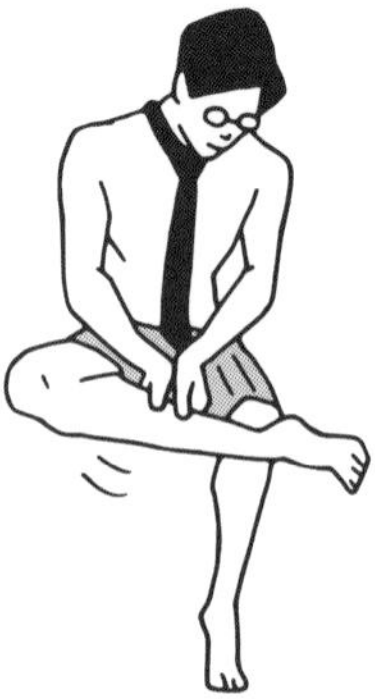

肌荒れ・吹き出物

●スクワット

肩幅に足を開き、からだをしっかり起こしたまま、ゆっくりしゃがんで戻ります。手を前に組むと効果的です。20回行います。

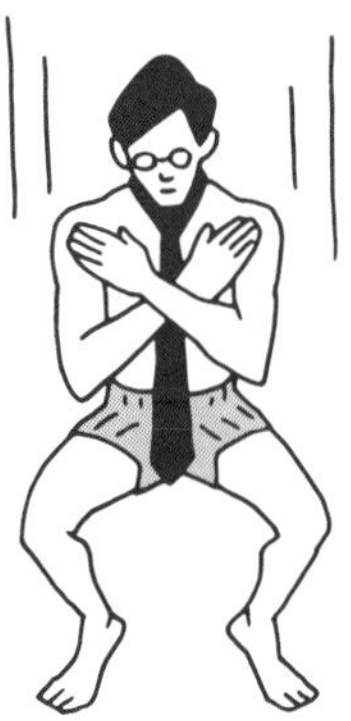

●足の屈伸

両足をそろえて屈伸。続いて、両足を開いて屈伸しながら、ひざ裏を伸ばします。各5回行います。

●顔のストレッチ

上を向いて大きく「あ〜」「い〜」「う〜」と、5秒間、口を大きく開けます。両手で胸を押さえながら行うと、首のストレッチもできます。5回繰り返します。

（ストレッチ考案・秋田大学大学院医学系研究科 保健学専攻理学療法学講座 上村佐知子准教授）

スマホでお風呂を一人ライブ会場にする

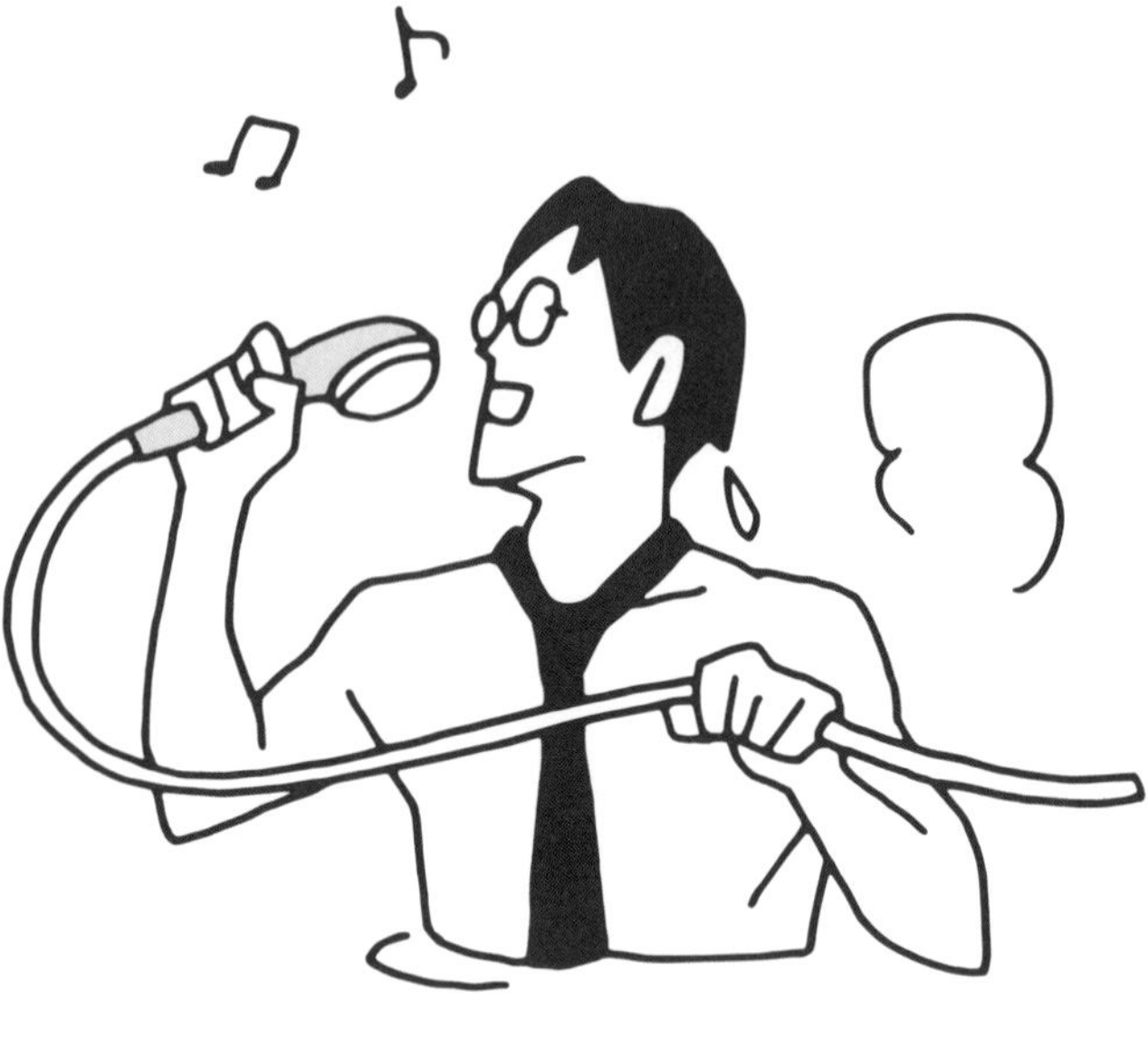

防水仕様のスマホが増えたことで、現在はお風呂にスマホを持ち込んで動画を気軽に愉しめるようになりました。

男性のなかには浴槽浴でどう時間を過ごせばいいのか分からない、という人も多いと思いますが、浴槽浴中に見たい動画を見れば、時間が過ぎるのはあっという間！ 自分が好きなアーティストのMVを流しつつ、お風呂で歌うのもリフレッシュに最適です。エコーがかかってうまく聞こえる効果も。また、野球やサッカーなどスポーツ中継も、動画サイトで視聴しているのであれば、リビングからバスルームへとシームレスに愉しむことができます。

お風呂なら大声で歌っても、わいわい観戦しても文句をいわれることは少ないはず。お風呂での動画視聴は一度やったらハマるでしょう。最近はそんなニーズに応えるかのように、ネット通販では、お風呂でスマホ視聴を愉しむときに活用できる動画視聴グッズも発売されているので検索してみてください。

浴育で子どもと
コミュニケーションを取る

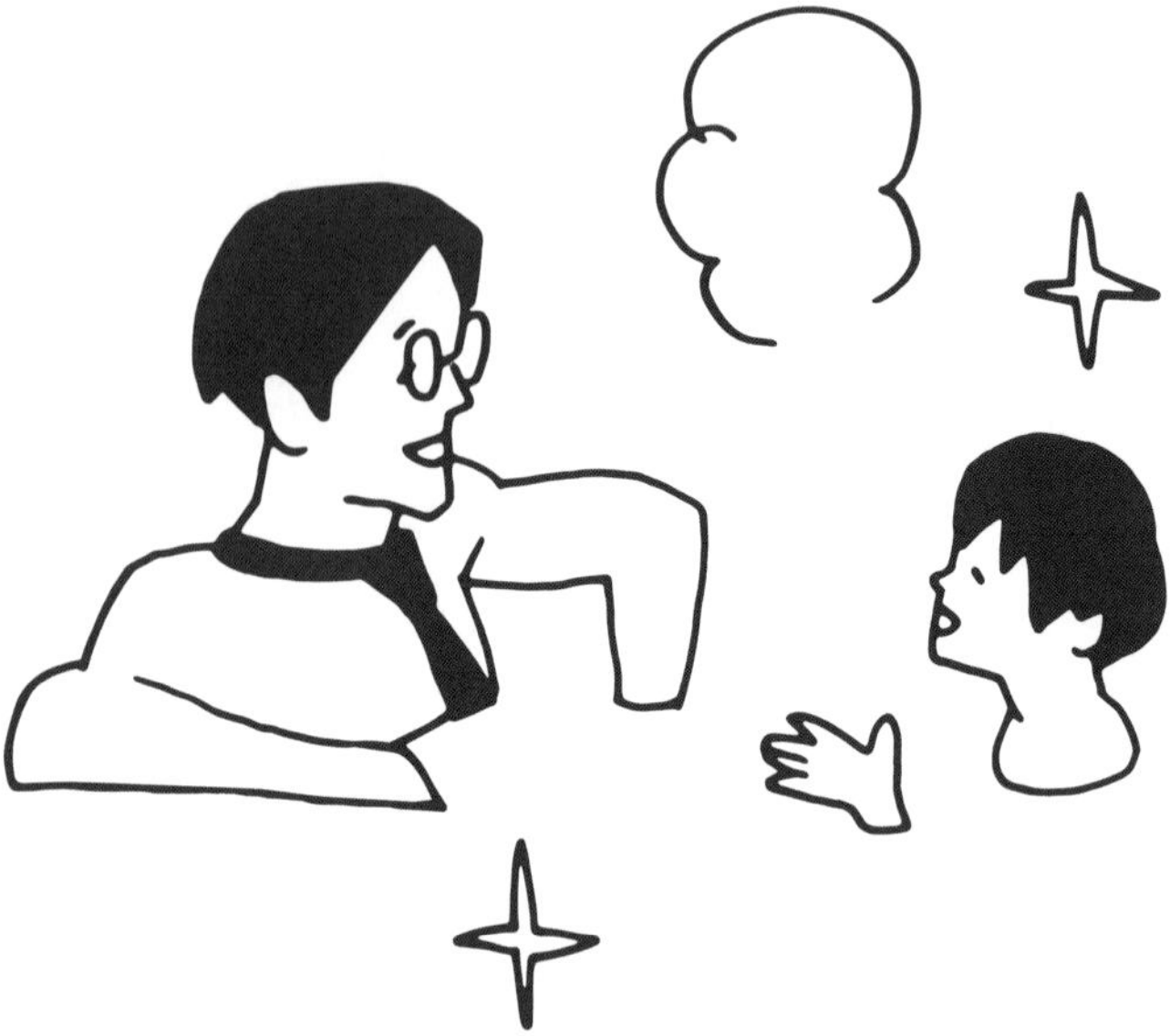

入浴は大切な親子のふれあいの機会でもあります。スキンシップや会話を通して絆を深めた愉しい記憶は大人になっても残りますし、マナーやルールなど社会性を身につけさせるしつけの場としても重要です。

関東地方の保育所に通う幼児の保護者にアンケートを行った結果、親子での浴槽浴が習慣となっている子は、約束事やマナーを守る、他者をおもいやることができる、協調性がある、片づけができるなど、社会性の発達のよい子が多い傾向にあるという結果が出ました。また、保護者の多くが、自身の幼少期に親と入浴した良い思い出があると回答しています。

またこの調査では、入浴剤の利用が入浴時間の延長やリラックス効果の促進につながり、これらの傾向をより強めていることも明らかになっています。大切な親子のコミュニケーションを増加させるとともに、「色・香りによる記憶」が残りやすいことから、「浴育」につながっているといえます。

入浴剤利用の習慣化で、親子の睡眠状態が改善する

入浴は睡眠の質も改善してくれますが、親子での入浴習慣も、同じように安眠を促してくれることが分かりました。

この調査は、40％以上の子どもが、普段さら湯浴（入浴剤を使用しない入浴）で済ませていることが分かったことがきっかけで実施されました。普段入浴剤を使用しない親子が、無機塩類を含む炭酸ガス系入浴剤の使用を習慣化することで、親子の睡眠状態や生活リズムがどう変化するかを観察したところ、睡眠状態の改善や子どもの生活リズムの良好化、ストレスの軽減につながる可能性が示されました。

具体的には、

①母親の睡眠状態が改善して、不眠症の疑いがある人の数は、試験前の12人から2週間後に7人、4週間後は3人と減少。

②母親の睡眠による疲労回復感に好影響を与えた。
③子どもの睡眠状態や生活リズムに好影響を与えた。
④子どもの日中の様子に好影響を与えた。

と、多くの項目で飛躍的な改善傾向が見られたのです。

子どもの頃にシャワー浴しか経験がないと、大人になって浴槽浴に関心をもつことは少ないかもしれません。しかし、幼少期から浴槽浴を習慣化させれば、大人になって忙しくなったとき、幼い頃の記憶から「たまには浴槽浴を愉しみたい」と思うことがあるでしょうし、それが疲労感やストレスの軽減につながります。

子どもを将来のストレスから守るためにも、浴槽浴に親しむという浴育は有効だといえます。

からだの不調をリセットする

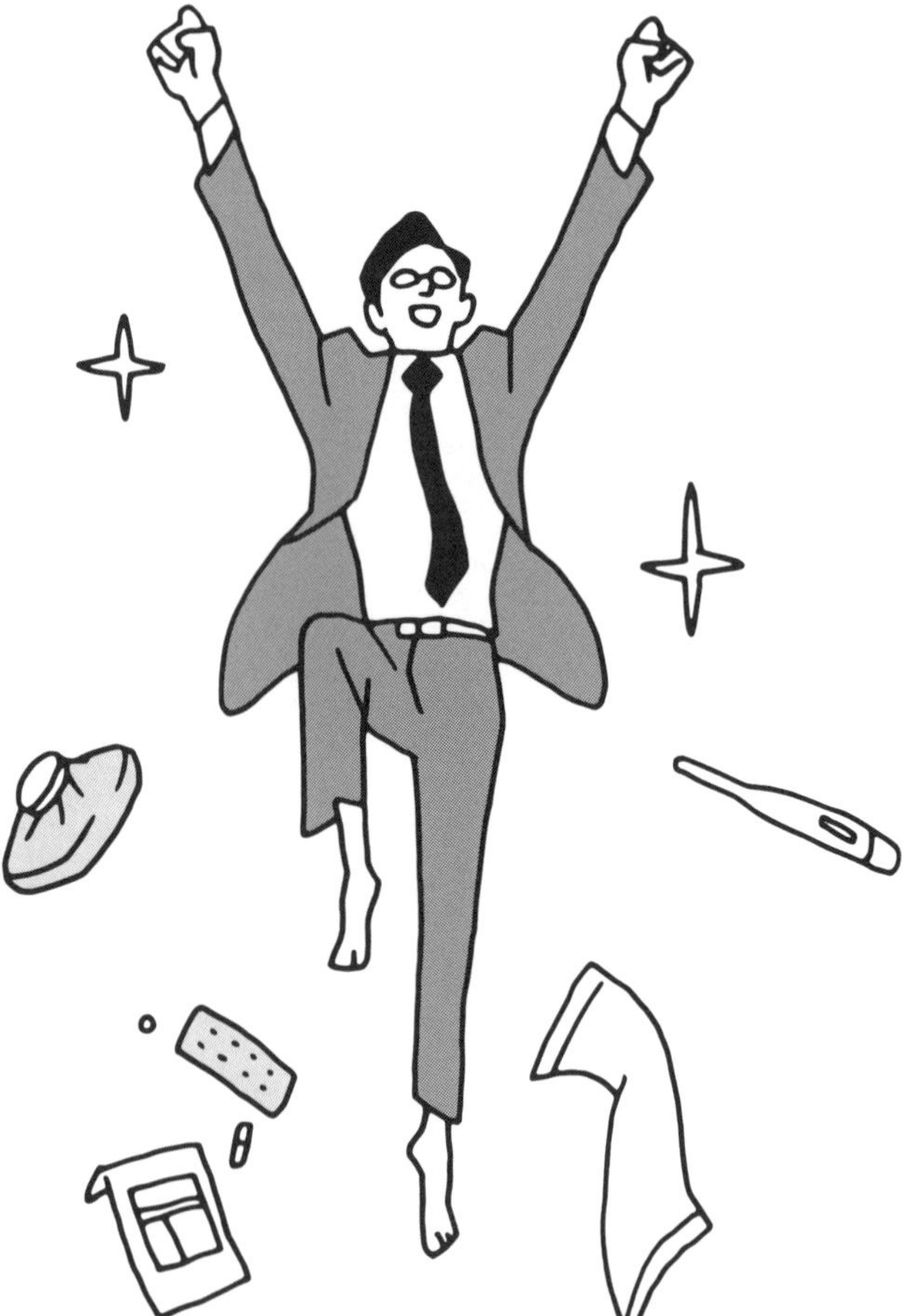

①眼精疲労をリセットする

リモートワークをする人が増えたせいか、眼精疲労といった目もとの悩みを訴える人が多くなっています。特に、デスクワークで終日パソコンに向かっている人は、その症状を強く感じるでしょう。しかも、症状が重くなると、肩コリや頭痛などを引き起こし、慢性的な状態へと悪化する可能性もあるので注意しなければなりません。

眼精疲労の原因は複合的ですが、その要因の一つに〝目の周囲の血流の滞り〟が挙げられます。目の周囲の筋肉が緊張し、血の巡りが悪くなることで疲労物質が溜まってしまうのです。

この眼精疲労を緩和するときもお風呂は有効です。蒸しタオルなどを目に当てて温め、周囲をマッサージして血流を良くすることで、疲労物質の代謝を促すことができるのです。この場合、お風呂の温度は38～40℃で、15分ほどゆっくりと入るのがおすすめです。また、蒸しタオルが冷たいと感じたら、洗面器に熱湯を注ぎ、そこへタオルをくぐらせるといいでしょう。

特にデスクワークが多い人は、一日の目もとの疲れをリセットするためにも、浴槽浴のたびに行ってみるのもおすすめです。

②風邪をひいたときの入浴法

昔からよく「熱があるときは入浴してはいけない」といわれています。「入浴することで体力が奪われるから」「安静にしているべきだから」など、さまざまな理由が挙げられていますが、科学的に根拠はありません。

２０００年に発表された小児科医に対する調査では、「入ってもよい」とする肯定派が88％、「入るべきではない」と答えた否定派が12％という結果になっており、肯定派が多数ではあるものの、医学的に正しいかどうかの答えはまだ出ていません。しかも、肯定派も「重大な症状がなければ」など、条件付きで認めている場合も少なくありません。

私たちが風邪をひくのはウイルスに感染するからですが、このウイルスに対抗するのは体内にある免疫機能です。ウイルスは高温に弱いため、免疫システムは体温を高めて発熱することでウイルスに抵抗します。

つまり、お風呂の作用で体温が上がれば、それはウイルスにとっては嫌な環境になります。しかも、風邪のウイルスは湿気にも弱いので、浴室の蒸気や湯気を吸いこむことで、のどや鼻の不快感が軽減する可能性があります。

ただ、高熱の場合は体力が低下し、入浴がからだの負担になる場合があるため、控えたほうが無難です。微熱で体調がそれほど悪くないときは、40℃ほどの湯温のお風呂に入り、入浴後は湯冷めしないようにすぐに就寝しましょう。すると気分もリフレッシュでき、安眠できるはずです。

TOPIC

週6回以上の入浴でインフルエンザにかからない可能性！

子どもたちが週6回以上、入浴をすることで、風邪やインフルエンザにかかる可能性が少なくなることも調査によって示されました。

この調査は、2021年に私たちと東京都市大学が0～5歳の子をもつ保護者に対して行ったもので、冬の週あたりの浴槽浴回数と、風邪・インフルエンザの罹患状況の相関関係を調べたものです。

子どもの浴槽浴頻度が週6回以上のグループは、週5回以下のグループと比べて、風邪の罹患率は60％前後とやや高いがほぼ同等で、インフルエンザに罹患する割合は、週5回以下のグループの22・3％に対し16・1％と低い傾向にありました。また、保護者の浴槽浴頻度が週6回以上のグループも、週5回以下のグループと比べて、風邪の罹患率が低いことが判明しました。

図表13 冬の週あたりの浴槽浴回数と、
風邪・インフルエンザの罹患状況の相関関係

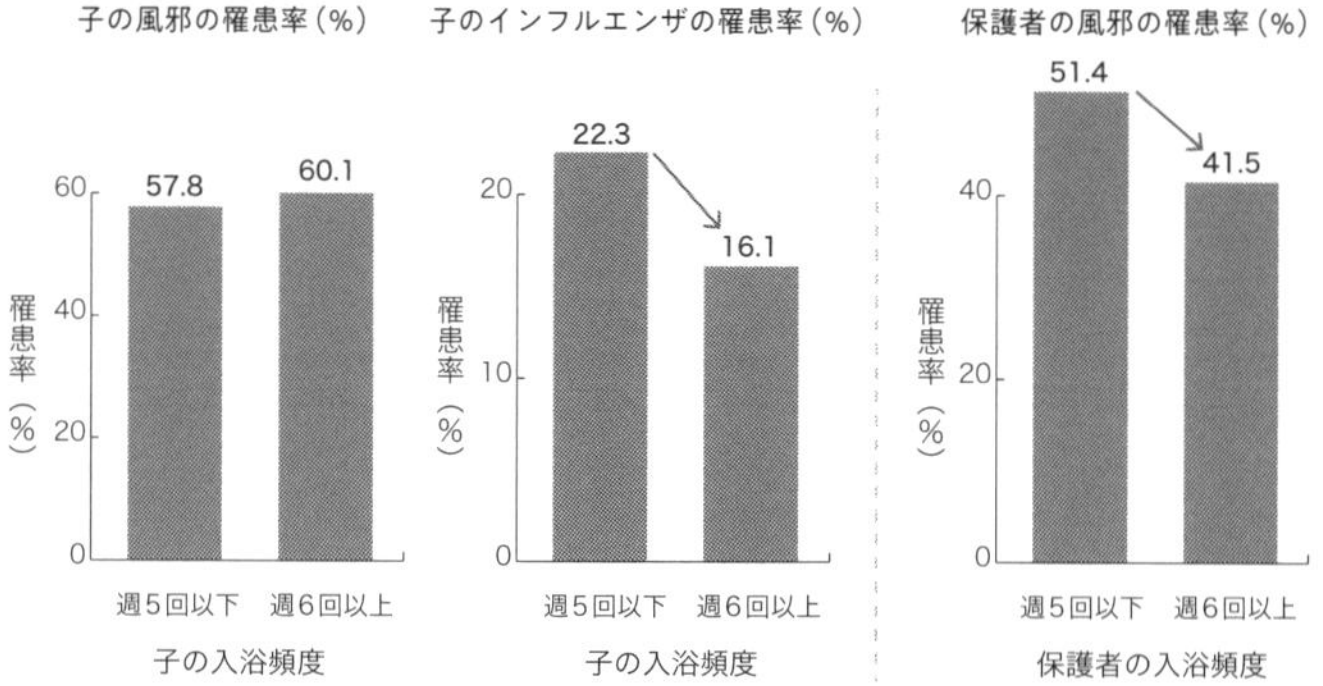

出典：「週6回以上の入浴で風邪やインフルエンザ罹患が少ない可能性」バスクリンニュースリリース2023年

入浴と風邪の発症の関連性については、基礎研究において入浴が温熱作用によって一部のリンパ球の活性化など、免疫機能への好影響を示唆する結果はあるものの、疫学調査報告は多くなく、特に子どもに対する調査は少ないのが現状です。

しかし、この調査では浴槽浴の回数が多いと風邪やインフルエンザにかかることが少ない傾向にあり、過去の基礎研究と矛盾していない可能性が示されました。

インフルエンザにかかるとどうしても仕事は停滞してしまいます。ほぼ毎日入浴することで、インフルエンザに負けないからだづくりをしていきましょう。

③ミドル脂臭を取り去る入浴法

30～40代特有の体臭といわれる〝ミドル脂臭〟。一般に50代以上が発する加齢臭とは異なり、30～40代特有のニオイとされています。化粧品メーカーのマンダムは、このニオイの原因成分はジアセチルで20～40歳の間で年齢とともに増加し、特に頭皮まわりや脇や背中から発生する体臭であることを発表しました。

このジアセチルのニオイの特徴はバターや古い油、ヨーグルトやチーズなど発酵食品の主要な臭気成分であり、干し草などを彷彿させる加齢臭とは異なります。

近年はスメルハラスメントといった言葉もあるとおり、体臭への感度が全体的に高くなっているせいか、「自分はニオイはしない」と思っていても、念のため対策を講じたほうが無難です。

そのためには夜は浴槽浴、そして朝はシャワー浴が有効です。浴槽浴なら、シャワー浴ではなかなかしっかりとは洗浄できない背中や脇の下にもお湯を行き渡らせることができるため、体臭を洗い落とすことができます。

そして、起床時は寝汗が気になりますが、東京ガスの研究では、「朝、1分間のシャワーを浴びると夕方まで体臭を抑えられる」という報告があります。1分のシャワーで皮脂量が大きく低下するということです。

しかも、朝、熱めのシャワーを浴びれば、ぼんやりしている頭もシャキッと覚醒します。すっきりとした目覚めを迎えられ、しかもミドル脂臭も抑えられるとは一石二鳥。時間のない朝も1分間のシャワーなら実践しやすいはずです。

TOPIC

体臭対策・炭酸水素ナトリウム配合の入浴剤で清浄作用アップ！

汗のニオイでもミドル脂臭でも、基本的な対策として肌を清潔に保つことが大切。全身の洗浄にはなんといっても入浴で汚れや皮脂を十分に洗い流すのが一番です。特に、手が届かない背中にはボディソープの泡を付けつつ洗い流す、脇の下は皮膚までよく洗う、という点を注意するだけでニオイ対策になります。

また、炭酸水素ナトリウム（重曹）配合の入浴剤は、湯のpHを弱アルカリ性に傾け、全身の清浄効果が期待できます。

朝に時間のある方は、出掛ける前の入浴で、身も心もさっぱりきれいに整えて一日をスタートさせましょう。

④二日酔いに効く入浴法

会食や歓送迎会などで飲み過ぎてしまった場合、間接的ではありますが、入浴も二日酔いの解消に役立ちます。

二日酔いの歴史は古く、すでに旧約聖書にもその記述が見られます。ただ、その症状がなぜ起きるのかは実は解明されていません。有力な説として、アセトアルデヒドの影響、軽度の脱水や低血糖、酒に含まれるメタノールや不純物が挙げられますが、いずれも単一要因ではなく、さまざまな要因が複雑にからみあって二日酔いが生まれているというのが適切な説明といえます。

ただ、事実としてアルコールには利尿作用があるので、アルコールを飲むと、尿として多くの水分を排出します。そのため、からだが水分不足になっているのは確実です。そこで、二日酔いのときは、まず水や薄めのスポーツドリンクで水分補給を行うのが先決です。その後、脱水症状が改善したら、38℃のお湯に15分程度つかりましょう。すると、水圧の作用で利尿作用が働くため、二日酔いが早く抜けると考えられます。また、入浴剤を入れればリラックス・リフレッシュ効果があるので、気分的にもすっきりするでしょう。当然ですが飲酒直後の入浴は厳禁です。アルコールは血管を広げるため、脳貧血を起こす可能性があるので注意してください（厚生労働省「e-ヘルスネット」）。

⑤腸活をサポートする入浴法

ビジネスマンでも腸の悩みを抱えている人は多いのではないでしょうか。例えば、大事なプレゼンの前にお腹が痛くなったり、お腹を下してしまったり、イベントの前はお通じが悪くなったり……。そういった悩みは入浴して、お腹を温めることで快方に向かうことがあります。

というのも、入浴には「腸を温める」「自律神経を整える」という、2つの効果があるからです。お腹は冷えに弱く、逆に温めることで調子を整えることができます。

また腸は腸壁のすぐ下に位置するため皮膚を温めることで熱を簡単に伝えることができるのです。

⑥夏バテを解消する

夏は強い日差しと高い気温のなか、体力を消耗するため、活動量がさほど多くなくても、からだは疲れています。

夏はその暑さから入浴をシャワーだけで済ませてしまう人が多いと思います。「熱い風呂に入ったら、ますます汗をかくし、それでさらに疲れそう」と思い、浴槽浴をためらってしまいます。しかし、健康のことを考えると、暑い夏こそ湯にしっかりとつかって、自律神経のバランスを整えるのが有効です。

理由は2つあります。1つは、湯につかることで、日中の活動で高まった交感神経が落ちつき、副交感神経が高まった状態になりリラックスできるためです。

2つ目の理由は入眠がスムーズになるからです。スムーズな入眠のためには、寝る前にからだの深部体温をグッと下げることが重要ですが、夏は気温が高く体温との差が少ないため、深部体温を下げる放熱が起こりにくい状態になります。そのため、入浴で一時的に体温を上げ、その後の体温の低下により入眠しやすくなるのです。

浴槽浴とシャワー浴で睡眠状態を比較したところ、浴槽浴をしたほうが、睡眠中の中途覚醒時間が短く、睡眠効率が高いという結果も出ています。しっかりお湯につかって睡眠の質を高めることで、効率的に疲労回復ができるのです。

このときにハッカ油やメントールパウダーなど、清涼成分を配合した入浴剤を活用すれば38〜39℃のぬるめのお湯はもちろん、40℃くらいのお湯でも清涼感を得られ、スパ気分でお風呂を愉しむことができます。入浴の効果を高めるためには10分程度、肩までお湯につかりましょう。

冷涼感のある清涼系の入浴剤を使えば、お風呂上がりには温浴感と爽快感の両方を得られます。

第4章

保湿された肌にほぐれた筋肉――お風呂上がりは〝男を磨く〟ゴールデンタイム

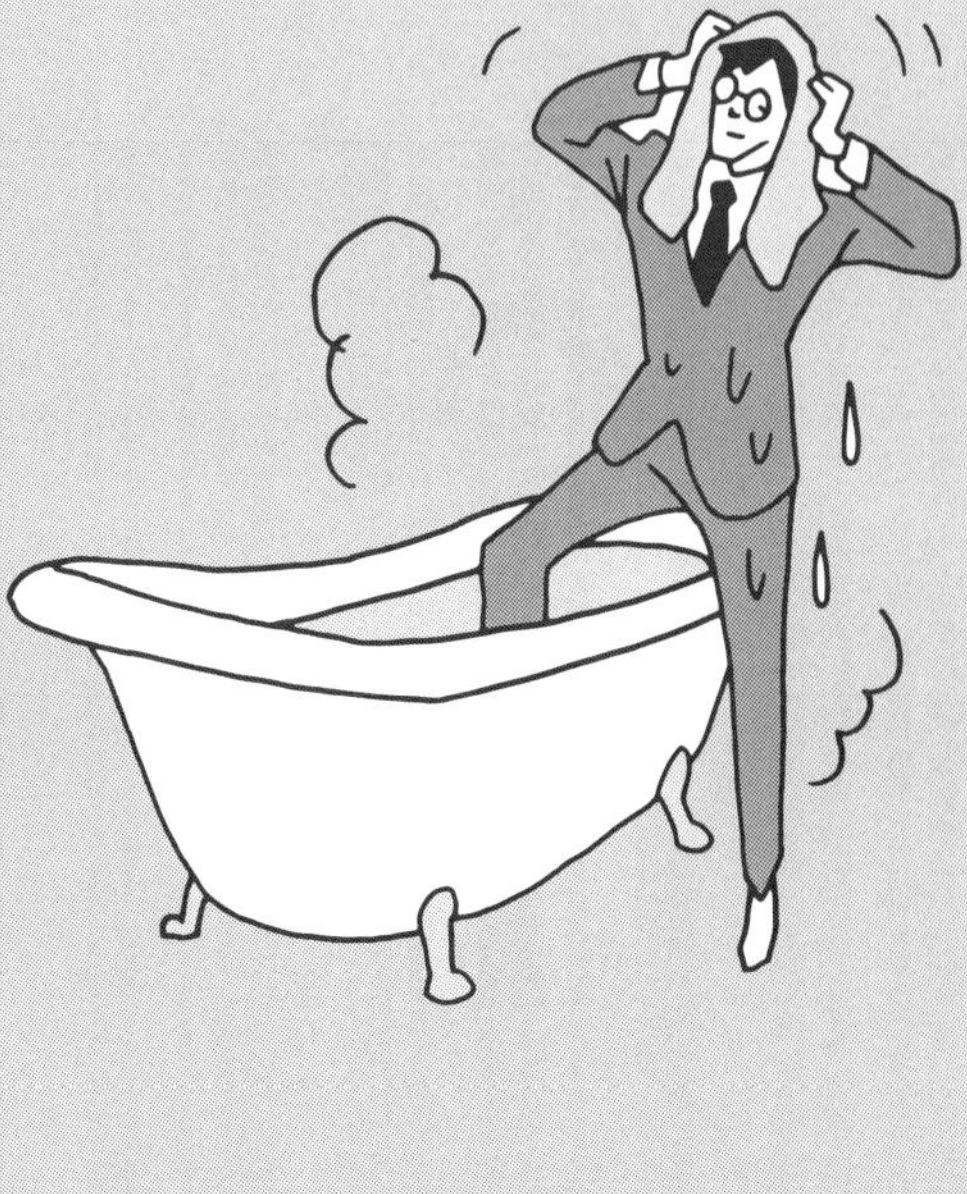

お風呂上がりは外見を磨くチャンス！

浴槽浴を愉しんだあとは、ただぼーっとテレビを見て過ごすのはもったいない！　入浴後はからだの代謝が高まっていて、気持ちもリラックスしているため、自分磨きには最適な時間。頭髪ケアはもちろんのこと、スキンケアやからだの柔軟性を高めるストレッチなど、さまざまな効果を高めることができます。

アフターバスタイムを存分に活用して外見をグレードアップさせましょう。

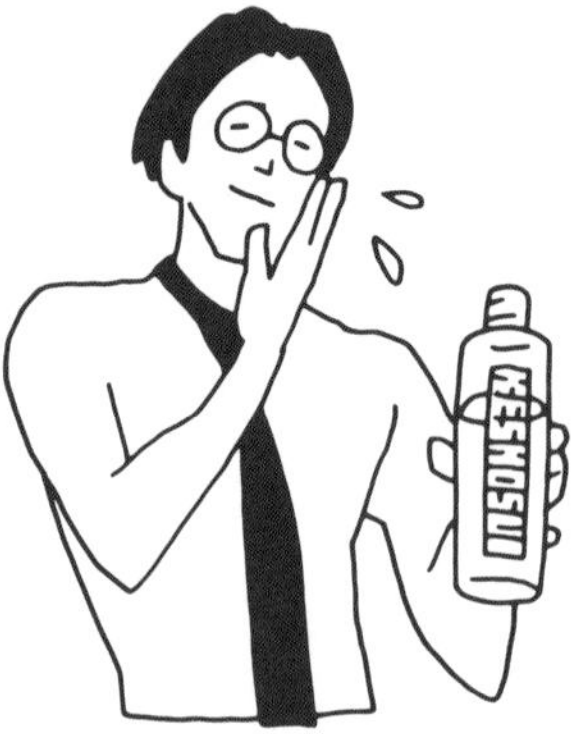

保湿を徹底してきれいな肌を手に入れる

お風呂のお湯は、一日の汚れと一緒に皮脂も落とします。皮膚を覆っている皮脂が取れると、一時的に角質層へ水分が入るため、お風呂で自分の肌を鏡で見ると、艶やみずみずしさがあるのはそのためです。

しかし、皮脂を洗い流すということは、角質層に入り込んだ水分を閉じ込める〝蓋〟がない状態ということ。蓋がないと、入浴時に角質層に入り込んだ水分が、どんどん蒸発していくため、時間が経つと、入浴前よりも肌の水分が減ってしまう場合もあるのです。したがって、入浴後は保湿が大切です。秋冬などスキンケア系入浴剤を使っても、肌の乾燥が強い場合は特に保湿クリームやオイル状美容液などを塗りましょう。

TOPIC

タンニン酸配合の入浴剤で、アトピー性皮膚炎のかゆみ改善効果！

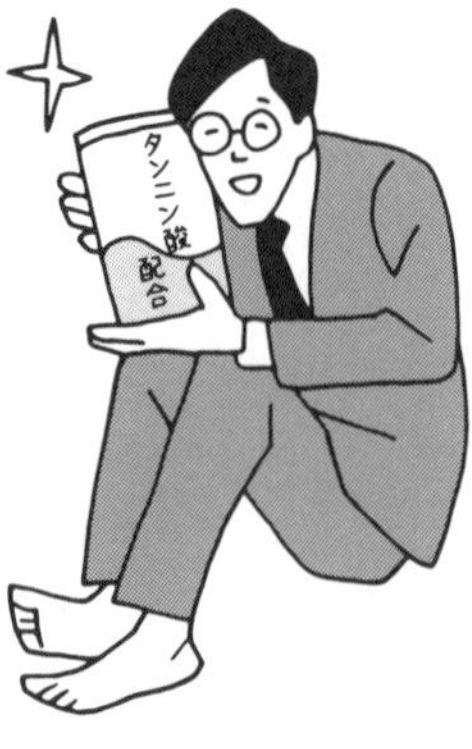

アトピー性皮膚炎にはさまざまな治療薬が登場していますが、いまだ根本的な治療薬といえるものがありません。ただ、その症状を緩和するには、日々のお風呂が有効です。

アトピー性皮膚炎は汗をかきやすい、溜まりやすい部位に症状が現れます。汗中の抗原（アレルギー反応を起こす原因物質）が悪化因子として作用し、即時型アレルギー反応を起こすからです。そこで生薬や植物成分のなかから汗中の抗原を中和させる成分を調べたところ、タンニン酸が優れた効果を発揮すると分かりました。

アトピー性皮膚炎患者に対してタンニン酸は、汗中の抗原を中和することによってかゆみを引き起こす働きを抑え、かゆみを軽減させると考えられます。そのため入浴剤を使えば、全身の皮膚に対して、簡単にタンニン酸を作用させることが期待できます。「タンニン酸を配合した入浴剤」の効果を検証することを目的に、「タンニン酸を配合しない入浴剤」との比較試験が実施されています。

その結果、タンニン酸配合入浴剤の使用時は、配合しない入浴剤の使用時に比べ、軽症から中等症の患者の夜間におけるかゆみが低下することが判明。しかもすべての患者における「タンニン酸配合入浴剤」使用後のアトピー性皮膚炎の症状は、改善15例、不変5例、悪化1例と、多くが緩和されました（「アトピー性皮膚炎に対するタンニン酸配合入浴剤の効果」バスクリンニュースリリース2021年）。

アトピー性皮膚炎患者の汗への対応は、汗をかき過ぎない、洗い流すなどの対策が行われているのが実状です。日常の入浴を通してアトピー性皮膚炎患者のかゆみを抑えることができれば、入浴による皮膚の清潔に加え、より手軽な方法でアレルギー反応の抑制が可能となります。もちろん、長期的な症状改善も期待できます。

育毛ケアでふさふさで若々しい外見を保つ

浴槽浴をして全身が温まったあとにシャンプーを使うと、温熱効果で頭皮の毛穴が開いた状態であるため、毛穴汚れや皮脂を洗い流すことができます。

入浴後も全身の血流が良い状態のため、育毛剤や発毛剤もより効きやすく、しかも頭皮に皮脂汚れがないためより浸透しやすい状態です。したがって浴槽浴をしたあとこそ、最高の育毛チャンス！　育毛剤の成分が流

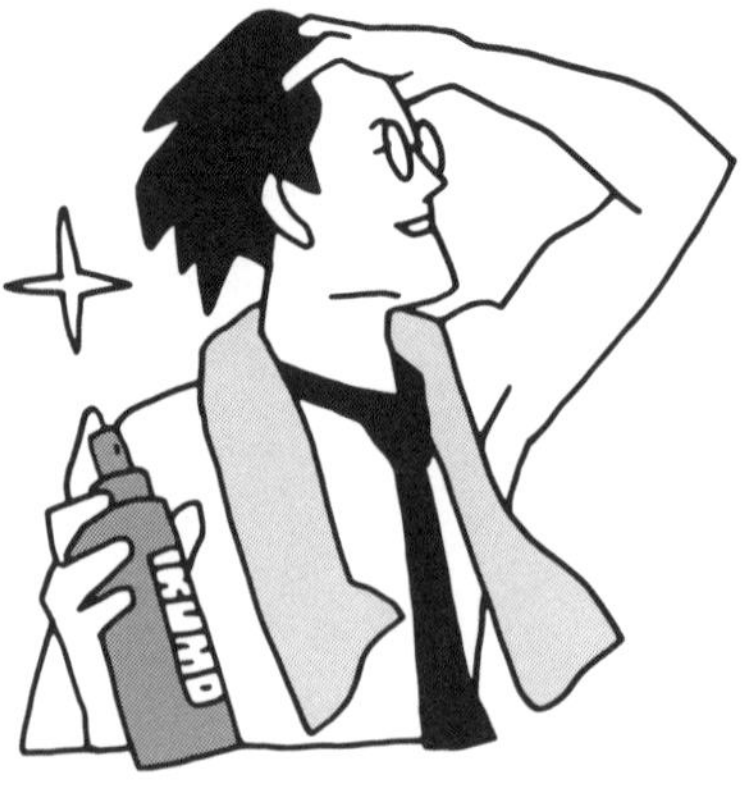

れ落ちないようタオルドライをして育毛剤を付けるのがコツです。さらに、ヘッドマッサージ器で頭皮をもみほぐせば、サロン並みの満足感が得られるでしょう。

入浴効果を高めるために、入浴後も保温が大事

湯冷めを防ぐためにも真夏以外ならパジャマを着用する前にバスローブを羽織りましょう。バスローブを着て、水分補給をすると、血行促進効果を持続させることができ、発汗をより促すことができます。バスローブはタオルよりも効率よく汗を吸収できるため、これを機にバスローブデビューをしてみましょう。

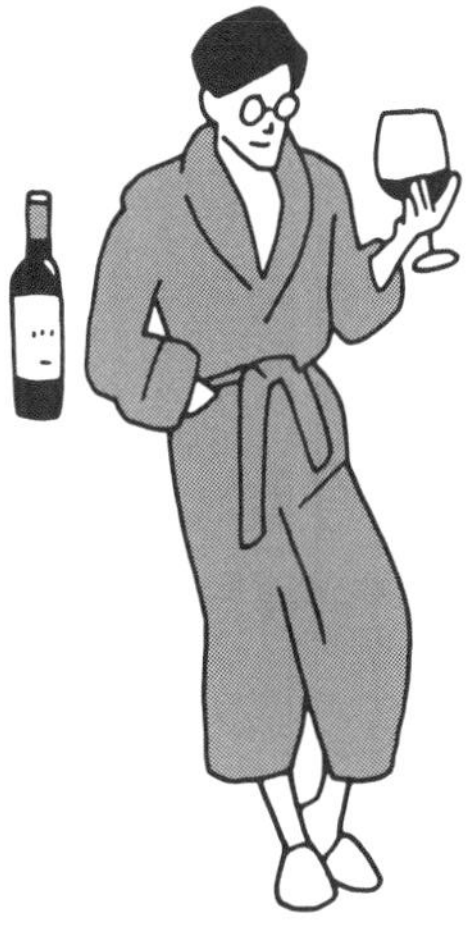

第5章

お風呂の世界は奥が深い
もっとフローライフを愉しむために

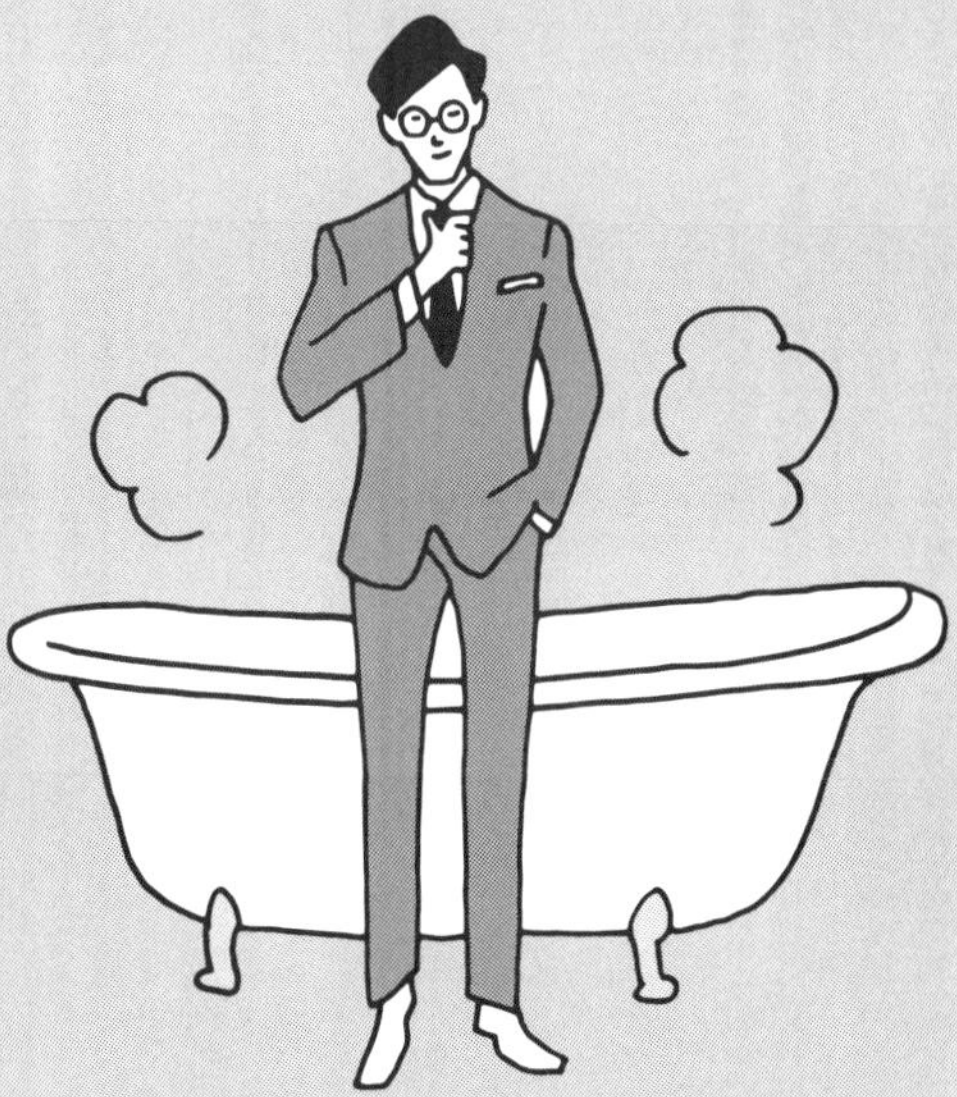

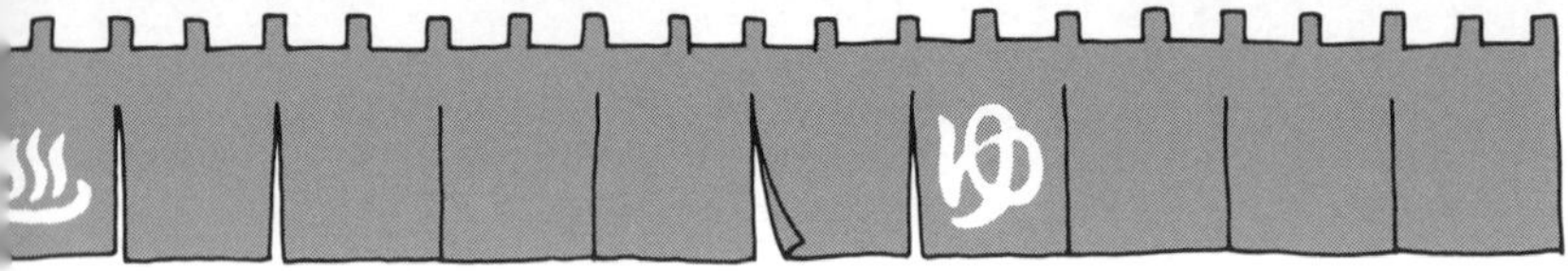

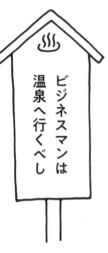

ビジネスマンは温泉へ行くべし

リモートワークが進んだことから、最近は全国の温泉地で〝ワーケーション〟をしているというビジネスマンも少なくありません。温泉には家庭のお風呂にはないステキな要素が多くあります。特に、気候や環境によるリラックス効果は温泉地ならではです。日中はオンラインで仕事をして、終わったら温泉で一休みし、夕食は地のものを食べて、早めに就寝、朝は早起きして朝風呂でシャキッと目を覚まして再びパソコンの前へ……そんなオンとオフを軽やかにシフトする働き方は、これまでとはまったく違った価値観や斬新なアイデアを生み出すことは間違いありません。

日本には全国各地に魅力的かつさまざまな効能をもつ温泉があります。例えば秋田

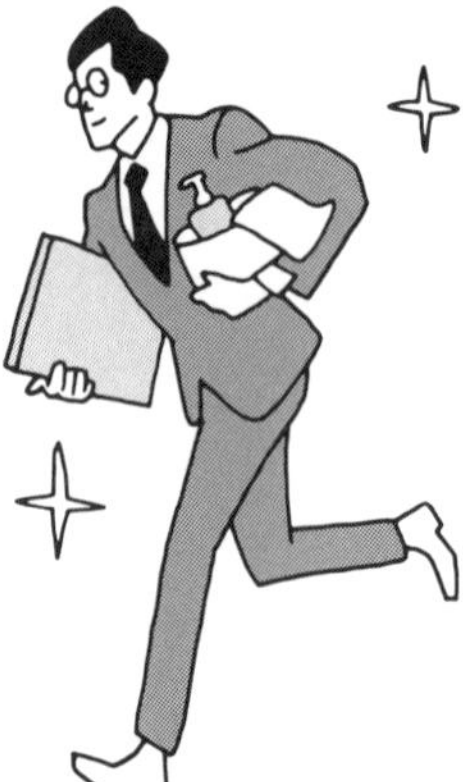

県の乳頭温泉郷は多種多様の泉質をもつ7つの温泉が人気を集めています。さらに温泉周辺の豊かな自然が癒やし効果を増してくれるはずです。都会の喧騒を離れて、ゆったりとした時間を過ごしてほしい温泉地です。

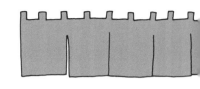

また大分県の別府温泉は、源泉数、湧出量ともに国内最多を誇る日本を代表する温泉地です。市内には、「別府八湯」と呼ばれる有名温泉地があり、観光では色とりどりの源泉を巡る「地獄めぐり」、食では温泉を利用した調理法の「地獄蒸し」が有名です。快適な環境でワーケーションができる温泉地でもあります。

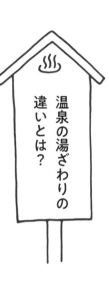

温泉の湯ざわりの違いとは？

温泉は土地により、または泉質により、お湯の感触に違いがあります。「ぬるぬる」「つるつる」などの表現や、「お湯が柔らかい」「優しい感触のお湯」などといわれることもあります。このような温泉のお湯がもつ独特の感触は、温泉に含まれる成分や濃度と大きく関係しています。温泉の成分とお湯の感触＝湯ざわりの関係を知ると、温泉をより愉しむことができます。

●酸性の温泉 ―― ピリピリ感

酸性の温泉は殺菌力が高く、ピリピリと刺激のある湯ざわりを感じます。肌が弱い方には刺激が強いため、入浴後はシャワーなどで上がり湯をするとよいです。

●アルカリ性の温泉 ―― ぬるぬる感・つるつる感

アルカリ性の温泉は、皮膚の角質や皮脂を緩やかに溶かすため、お湯の中で肌を触るとぬるぬるとした湯ざわりを感じます。また皮膚の清浄効果が高いため、入浴後はさっぱりとした爽快感と肌のつるつる感を得ることができ「美肌の湯」とも呼ばれます。

●塩化物を含む温泉 ―― ペタペタ感

塩化物を含む温泉では、入浴後はペタペタとした感触が特徴で、保温効果が長続きします。これはお湯に含まれる塩分が、からだを保温ベールで覆い、体温の放散を防ぐ効果があるためです。入浴後の感触とからだのポカポカ感を愉しめる温泉です。

●二酸化炭素を含む温泉 ―― シュワシュワ感

二酸化炭素を含む温泉では、入浴するとからだに気泡が付着し、その際にシュワシュワとした感触を得られます。二酸化炭素は皮膚から吸収されて、血管を広げ血流を促進し、ぬるめのお湯でもからだがよく温まります。

●有機物を含むモール泉 ―― つるつる感・しっとり感

「モール」とはドイツ語で「湿原」や「沼」のことを意味し、太古に植物が堆積し、石炭になる一歩手前の成分を含む黒みがかった湯をモール泉と呼びます（正式な泉質名ではないため温泉分析書に記載なし）。有機物を含むモール泉は、つるつるとした湯ざわりがあり、入浴後は肌にしっとり感が残ります。琥珀色のお湯が特徴です。

●硫黄を含む温泉 —— すべすべ感

硫黄を含む温泉では、皮膚の角質を柔らかくする作用があり、入浴中や入浴後にすべすべとした湯ざわりを感じることがあります。硫黄の成分により、殺菌力が高い温泉です。

●メタケイ酸を含む温泉 —— しっとり感・つるつる感

メタケイ酸は、美肌効果が高く「天然の美肌成分」ともいわれています。肌の新陳代謝を促し、角質層にある天然保湿因子セラミドを整える作用があり、メタケイ酸を多く含む温泉は、肌のしっとり感・つるつる感が味わえます。

温泉に掲示されている「温泉分析書」に記載されているメタケイ酸の値を確認して入浴してみてください。値が高いほど、その感触が味わえます。

ここまで特徴のある温泉の湯ざわりを7つほど挙げましたが、日本は無色透明で無味無臭であることが特徴の「単純泉」が多いため、湯ざわりに大きな差を感じないこともあります。しかし、湯ざわりを感じにくいから「温泉成分が少ない」ということではなく、刺激が少ない「単純泉」は、子どもから高齢者まで安心して幅広く愉しめるということです。

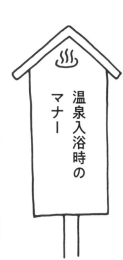

温泉入浴時のマナー

フローライフを愉しむうえで最低限の温泉マナーは心得ておきたいものです。

まずはかけ湯をして下半身をお湯で流します。それから静かに入浴して、大声で話したりはしゃいだりするのは控えましょう。基本的にタオルはお湯の中には入れないように気をつけるとともに、髪の毛が肩まである人は、髪が湯につからないように髪ゴムでまとめましょう。からだを洗うときも石鹸の泡や流すときのお湯が飛び散らないよう注意してください。洗い終わったら使った椅子をちゃんとお湯で流すのも忘れずに。

TOPIC

病気も治癒する？ 温泉療法

温泉療法とは、温泉に入浴したり、温泉水を飲んだり、温泉の蒸気を吸入したりすることと運動を組み合わせることによって体調を整える療法です。病気の治療や予防、また、予後にも用いられることがあり、神経痛や筋肉痛、関節痛、皮膚疾患や高血圧症、糖尿病などが主な対象となります。

例えば、飲料水で有名なエビアンは、フランス北部のレマン湖南岸にある美しい景観や温泉で有名な町です。現地のエビアンスパでは、泌尿器や消化器系の治療、心的外傷やリウマチの治療なども行われており、1789年にフランスの貴族、レザート公爵がこの地の水を飲んだところ、腎臓や肝臓の病が快方に向かったことから、医者たちもこの水を病気の治療に使い始めたというエピソードが語り継がれています。

また、病気のなかでも皮膚疾患にはとりわけ温泉治療が有効とされています。アトピー性皮膚炎を含む慢性の湿疹や皮膚炎、乾癬、疥癬、水虫などの皮膚真菌症など、薬を飲む内服治療だけでは治りにくい病気には、温泉治療が有効であると医学的に裏付けられています。温泉の有効成分が皮膚に直接働き掛け、炎症やかゆみを鎮めるとともに、皮膚のバリア機能を高めるのだといわれています。通常、皮膚疾患の温泉治療にはぬるめのお湯に1日2回、3〜10分つかることから始めます。また、3〜14日後には皮膚の好転反応が現れることがあり、皮膚疾患への効果が目に見えて分かります。

また、生理痛や生理不順など、女性特有のつらい症状にも入浴や温泉が推奨されています。ぬるめのお湯にゆっくりとつかることで、滞っていた血流が促され、痛みが軽減されるとともに、自律神経のバランスも整えられるといわれています。

温泉療法は、温泉療法医に相談のうえ実施しましょう。

温泉の健康効果は入浴だけではない！

温泉に行くと「せっかくだから、何度も入らないともったいない」と考える人もいると思いますが、実は温泉につかることで得られるものだけが、温泉の効能とは限らないのです。

例えば、温泉地の多くは自然に囲まれているため、近くに海があったり、壮大な森林を眺めながら入浴したりと、〝目〟からも癒やされることができます。また、温泉

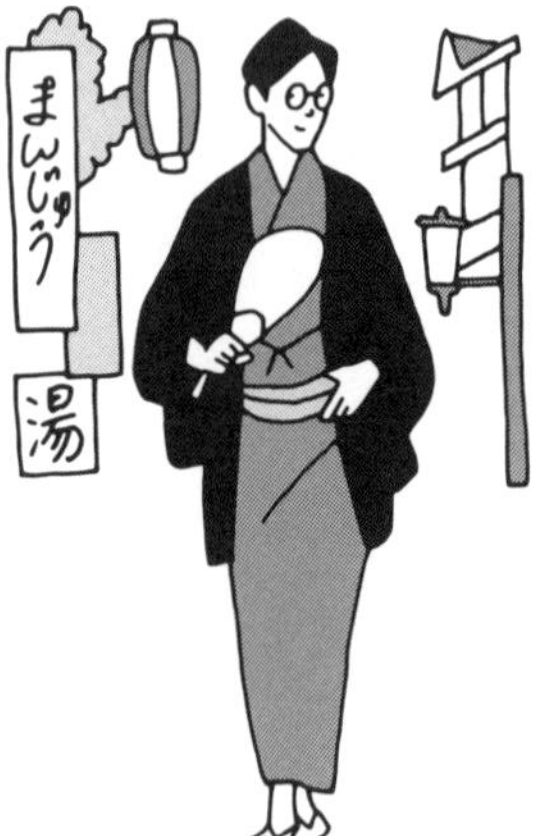

街を歩くことで〝非日常〟を体験することもできます。ただ、ぶらぶらと散歩をしたり、お店に立ち寄って名物料理を食べたりと、いつもとは違った空間に身を置くだけでも肉体的、精神的にリフレッシュできるのです。

温泉にはこのように環境による心身への効果が大きく、このような温泉の働きを「総合的生体調整作用」といいます。この五感を刺激できる体験こそが、温泉の最大の健康効果なのです。

また、温泉につかって帰宅したあとも、自宅で温泉系入浴剤を使えば、温泉に滞在したときの記憶がよみがえり温泉浴気分を愉しむことができます。

温泉に行く時間がなくても、自宅で〝温泉浴〟気分が愉しめる時代

温泉に行きたいと思っても、忙しいビジネスマンにはなかなかその時間が取れませ

ん。しかも、今は海外よりも国内旅行に目が向けられていることや、インバウンド客が急増していることもあり、人気の温泉地では宿泊予約が取りづらいのも事実です。

その場合は、温泉本来の効用を自宅で再現するという方法がおすすめです。例えば、全国各地に点在する〝美人の湯〟は、pH7・5〜8・5の弱アルカリ性のお湯といわれていますが、これを温泉系の入浴剤を利用することで人工的に再現すればいいわけです。

自宅で〝温泉浴〟気分をゆっくりと愉しんでみるのも一つの方法です。それこそ、平日の夜、早めに帰宅できた日はゆっくりと入浴してみると、期待以上に自宅のお風呂を愉しめると思います。

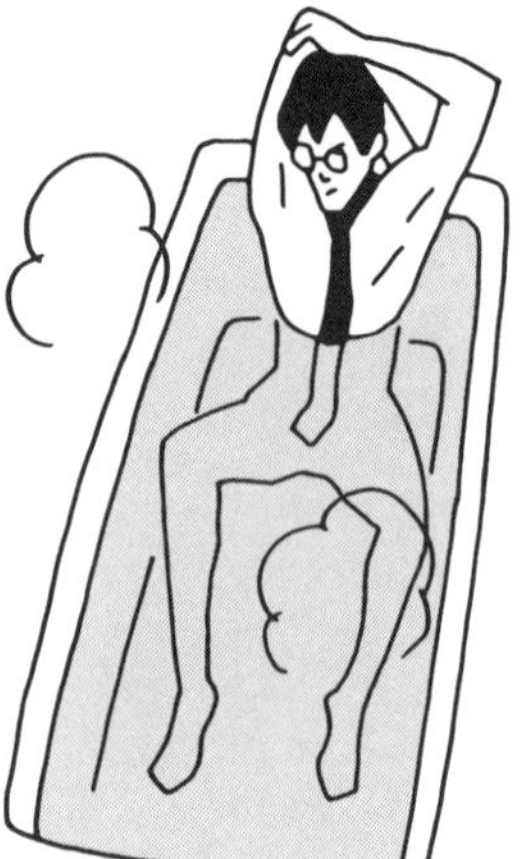

意外と知らない入浴のワザ

入浴や入浴剤の効果を最大限に享受するための入浴法を長年にわたり研究した結果、導き出した入浴のゴールデンルールがあります。

ビジネスマンの理想の入浴方法

□ 湯温は40℃前後
□ 時間は10～15分間
　⇒ぬるめのお湯でゆっくり入ることで、
　からだを芯まで温める

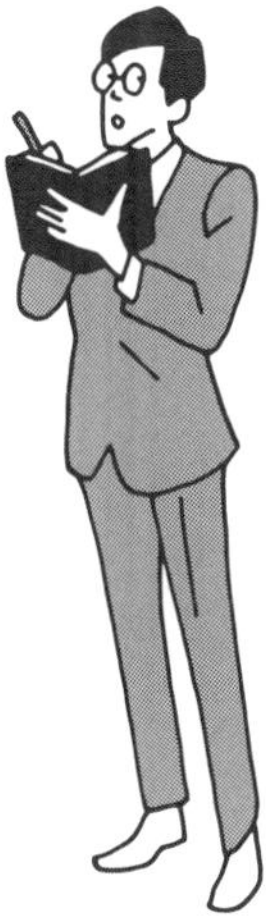

□ 就寝90分前

⇒いったん体温を上げて、その後下がっていくと心地よい眠気が訪れて入眠がスムーズになる

□ 全身浴

⇒肩までしっかりつかり体温を上げる。肩コリの緩和にも寄与する

就寝前にお風呂に入るときは、シャワーではなく、ゆっくりとお湯につかって体温を上昇させることが大切です。特に、深部の体温を効果的に上げるには、ぬるめのお湯が一番です。ぬるめのほうが長時間お湯につかることができますし、からだにも負担がかかりません。のんびりお湯につかることで、リラックス効果もあります。

また入浴剤を使用したときには、せっかくからだについた入浴剤の成分をシャワーなどで洗い流さないようにしてお風呂から上がるとよいです。

朝は目覚めを促すために熱いお湯につかる方法もありますが、就寝前は「ぬるめのお湯にゆっくりつかる」方法が適しています。

また、入浴後から寝るまでに費やす時間は人それぞれ違います。しかし、入浴してから少し経つと眠くなってウトウトしてしまった経験がある人も多いと思います。

ここでウトウトするのを我慢すると、かえって目が冴えてしまい眠れなくなることもあります。こうなると、睡眠に向けてのからだのリズムが乱れてしまいます。

こういう状態を避けるためには、布団に入る予定の時間帯から逆算して、入浴する時間をスケジュールに組み込むことが必要です。眠くなる時間帯の目安は、入浴から90分前後なので、この眠くなる

図表14　全体的健康観

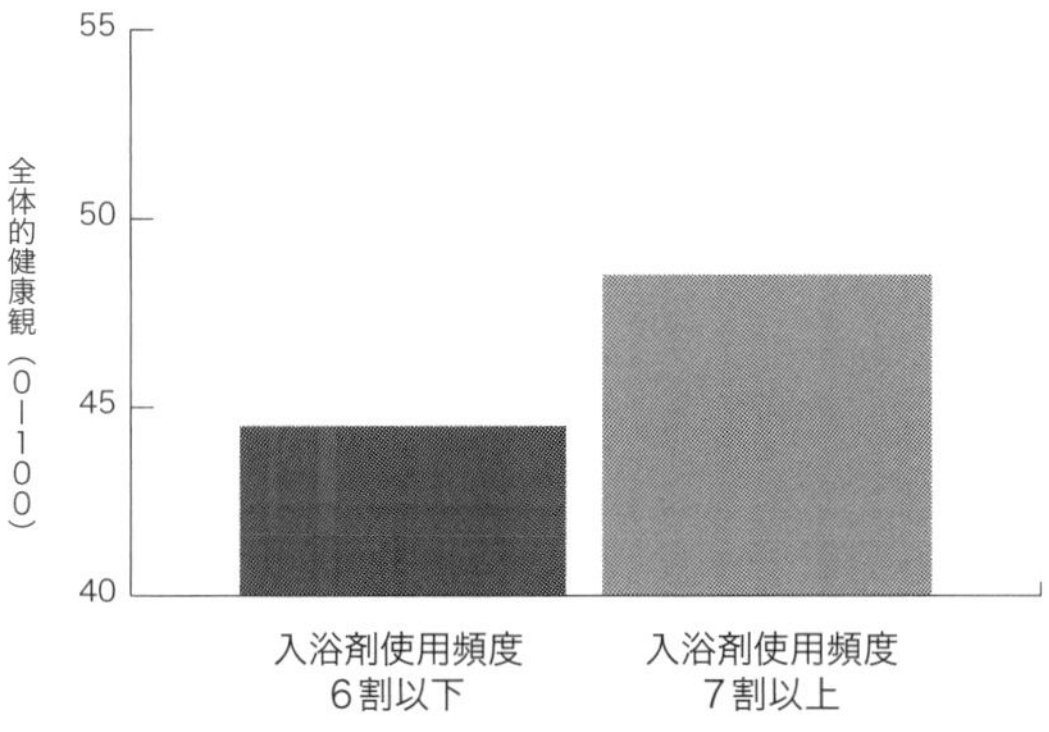

出典：「健康関連QOLと入浴法、主観的健康感や睡眠の質と入浴方法との関連について検討」
バスクリンニュースリリース2011年

時間帯にベッドに入れるよう調整します。

2021年夏に行った実態調査では入浴剤を家に常備している人が増えていることが分かっています。おうち時間を充実させるために、さまざまな入浴剤をそろえて、入浴する時間を愉しむ人が増えているのだと考えられます。同じ調査によると、浴槽浴ユーザーの入浴剤の使用率は60・1%となっています。

入浴剤は種類によって、さまざまな効果があるので、複数の入浴剤をそろえ、その日の体調やシーンに応じて使い分けましょう。

浴後は肌の乾燥に注意しよう！

スパやエステになかなか行けないビジネスマンにとって、温泉の入浴は最高のスキンケアタイムです。入浴することで血流が良くなり肌のターンオーバーを促す効果もあり、入浴そのものがスキンケア・エイジングケアとなります。

ただ気をつけたいのが、温泉から上がった直後のケアです。温泉効果で一時的に肌本来のうるおいが戻ってきても、洗浄によって肌のバリア機能が低下して水分が逃げていきます。特に露天風呂や冬季など乾燥が激しい場合、肌がかえって乾いてしまうため、すぐに化粧水やボディクリームなどで保湿することが大切です。

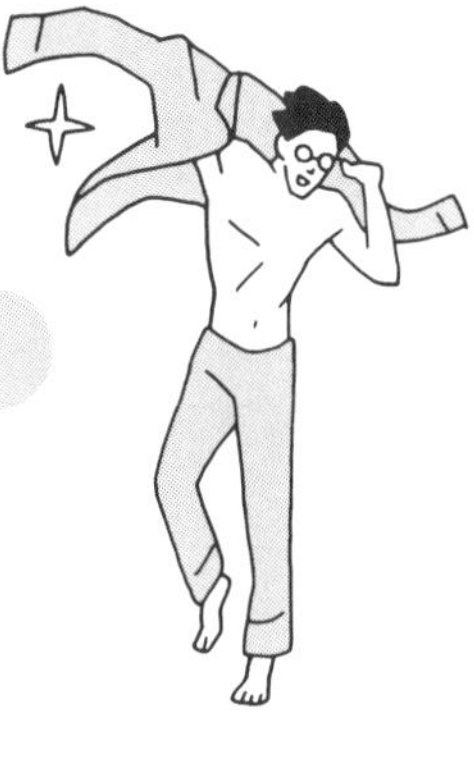

TOPIC

生薬は未病を改善する

オーバーワークが続き、「病気じゃないけど、なんとなく体調が悪い……」「肩が凝る」「目が疲れる」「手足や全身が冷える」「疲れやすい」などといった症状は、東洋医学では病気の前段階である〝未病〟と呼び、「気」「血」「水」のバランスが崩れた状態であると考えています。調査によると約48％の人がこのような症状を感じています。

しかも、年齢を重ねると人間の体内では、血管機能・循環機能・自律神経のバランスなど、さまざまな機能が衰え始めます。これらの複数の要因が重なり合って血流量や代謝が低下すると、血液による疲労物質や老廃物の除去が滞るために、いわゆる「疲れが取れない」といった不調＝未病を感じるようになるのです。

では、どうやって血流を促進したらよいかというと、そのカギは入浴にあります。入浴には、からだを温めることで血液循環を促進させる効果があります。

また、入り方を考慮することで、副交感神経が優位なリラックス状態をつくることができ、からだや心のリズムも整えられるのです。

入浴剤で生薬の力を借りれば、温浴効果を高めることもできます。生姜や当帰のほか、チンピ（ミカン科の常緑低木。ミカンの皮は古くからからだを温める素材として入浴に使用されている）など、さまざまな生薬が配合された入浴剤を選びましょう。

これらの生薬が「冷え」や「疲れ」といった症状を和らげ、体調に優しく寄り添うようなケアをしてくれるはずです。

湯温を夏は39℃、冬は40℃程度に設定し、全身浴で10分程度つかること、生薬配合の入浴剤を選ぶこと、この2つを取り入れるだけで、毎日のバスタイムが未病を防ぐセルフメディケーションの時間に変わります。日々のパフォーマンスを高めるために、この入浴法は効果的です。

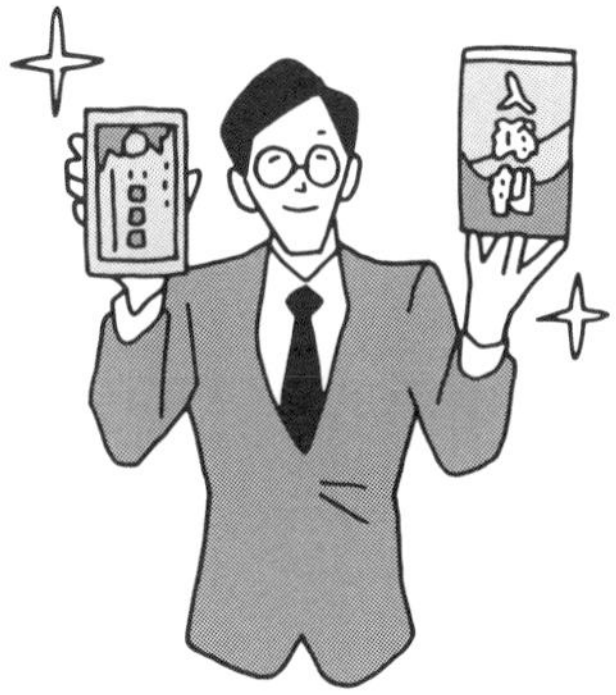

入浴剤に配合されている代表的な生薬紹介

●生姜（ショウキョウ）―― 料理の名脇役はお風呂でも活躍

生薬とは、植物の葉・茎・根や動物や鉱物のなかで薬効があるとされる部分を加工（切る、乾燥する、蒸す）したもので、「しょうが」の生薬名は「ショウキョウ」といいます。抗菌作用、吐き気止め、消化促進、血行促進などの作用があり、胃腸系や風邪、冷えなどの症状を緩和する効果をもつ漢方薬に多く配合されています。浴用として用いる場合、からだを温めるために配合されることが多いです。

生姜を薬として考える際、日本では漢方薬のように乾燥させたものや蒸したものなどを指しますが、中国では生の生姜も薬ととらえられています。これは「薬食同源《やくしょくどうげん》」という考えに基づき、薬と食べ物は同じもの（源）であり、からだによいものをとることは、健康につながるという思想です。

●甘草（カンゾウ）――口に甘い良薬は保湿にも効果アリ

甘草は、漢方薬に処方される頻度が高い生薬の一つです。効能は消炎作用が知られていますが、入浴剤としては肌の水分や油分を保つ保湿効果が得られます。また、ほかの薬とよく調和することも、使用頻度の高さにつながっているようです。

生薬としてのイメージが強い甘草ですが、実際は甘味料として使用されることのほうが多く、また化粧品、入浴剤、シャンプーなどにも配合されています。炎症を抑える効果のほか、さらにシワ形成や肌のハリ・弾力性の低下を抑制する作用などの効果も確認されており、今後の研究が進めば、「シワ改善やハリ・弾力がアップする入浴剤」が開発される日も来るかもしれません。

●当帰（トウキ）――婦人病の強い味方は皮膚も守る

当帰は漢方薬として、しもやけ・冷え症や婦人病などに用いられてきました。皮膚の炎症を抑え、うるおいを与えることで知られています。入浴剤に配合した場合、セラミド合成促進作用や皮脂分泌の促進作用など、乾燥した皮膚の改善効果が期待できます。

医療機関においては、地黄《ジオウ》とともに、その煎じ液を浴槽の湯に入れてアトピー性皮膚炎患者のかゆみ緩和の目的で用いられていたこともあります。

●菖蒲（ショウブ）――邪気を祓って血行促進

一般にショウブといわれているものは、アヤメ科のハナショウブであり、薬用に用いられるショウブはサトイモ科でまったく別の植物です。茎葉に強い芳香をもち、葉が剣状であるため古くから魔除けとして用いられています。また、家の軒先に挿す風習や、端午の節句にショウブの葉を風呂に入れる菖蒲湯の慣習が知られています。

薬効としては血行促進作用があり、ＧＡＢＡといわれるγ-アミノ酪酸を含有し、優れたスキンケア効果でも注目されています。

おわりに

仕事量が多く、精神的なストレスが大きいビジネスマンにとって、脳を空っぽにする時間を生み出すことは案外難しいものです。最近ではサウナで脳とからだを整える＝コンディショニングすることが人気ですが、なかにはサウナに通う時間すらもないほど日々仕事に追われているという方も多いと思います。そんなときは、サ活ならぬ「フロ活」でコンディショニングを

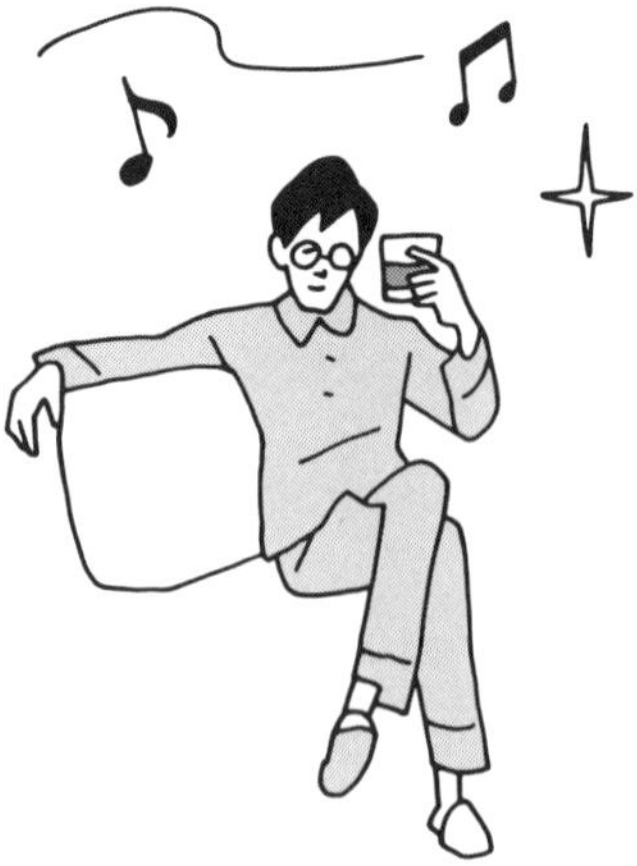

行えば、心身を整えることができるのです。

しかも、フロ活は一日のうち、わずかな時間で実現します。その日の気分に合った入浴剤を使って、好きな音楽をかけて、ぼーっとしてみる。毎日入るお風呂だからこそ、その数分間を整える時間と意識するだけで、入浴後のすっきり感をいっそう得られるでしょう。それを「めんどくさいから」とスキップしてしまうのは、もったいないだけではなく、ストレスを加速してしまう要因にもなり得ます。

30代というと仕事が忙しくなるだけではなく、結婚したり、転職や転勤があったり、ライフイベントが何かと重なるタイミングです。そんな時期は、日常で心身を緩める時間が必要です。世界的に見てもほとんどの家に浴槽を備えているのは日本だけですし、その環境を最大限に活用すれば、誰もが手軽に心身を整えることができると考えています。

本書が読者の皆さんにとって、充実したフローライフを送り最高のパフォーマンスを引き出すきっかけとなれば、著者として望外の喜びです。

主な参考書籍

『最高の入浴法』　早坂信哉：著　［大和書房］
『バスクリン社員がそっと教える　肌も腸も健康美人になる入浴術26』　石川泰弘：著　［スタンダードマガジン］
『お風呂の達人　バスクリン社員が教える究極の入浴術』　石川泰弘：著　［草思社］
『美しくなる入浴術』　漆畑修：著　［メディカルトリビューン］
『医者が教える小林式お風呂健康法』　小林弘幸：著　［ダイヤモンド社］
『入浴の質が睡眠を決める』　小林麻利子：著　［カンゼン］
『温泉の百科事典』　阿岸祐幸：著　［丸善出版］
『たった1℃が体を変える　ほんとうに健康になる入浴法』　早坂信哉：著　［KADOKAWA］

【プロフィール】

株式会社バスクリン チームお風呂博士

株式会社バスクリンの入浴に関するスペシャリストで構成される、入浴や入浴剤の効果をより科学的な視点で研究・分析し、広く伝えるメンバーの称号。それぞれの専門知識を活かしてお風呂に関する情報発信を行っている。

本書についての
ご意見・ご感想はコチラ

最高のパフォーマンスを引き出す
フローライフ

2023年10月27日　第1刷発行

著　　者　株式会社バスクリン チームお風呂博士
発 行 人　久保田貴幸

発 行 元　株式会社 幻冬舎メディアコンサルティング
〒151-0051　東京都渋谷区千駄ヶ谷4-9-7
電話　03-5411-6440（編集）

発 売 元　株式会社 幻冬舎
〒151-0051　東京都渋谷区千駄ヶ谷4-9-7
電話　03-5411-6222（営業）

印刷・製本　中央精版印刷株式会社
装画／本文イラスト　岡田 丈
装　　丁　秋庭佑貴

検印廃止
©BATHCLIN TEAM OFURO HAKASE, GENTOSHA MEDIA CONSULTING 2023
Printed in Japan
ISBN 978-4-344-94740-5 C0077
幻冬舎メディアコンサルティングＨＰ
https://www.gentosha-mc.com/

※落丁本、乱丁本は購入書店を明記のうえ、小社宛にお送りください。
送料小社負担にてお取替えいたします。
※本書の一部あるいは全部を、著作者の承諾を得ずに無断で複写・複製することは
禁じられています。
定価はカバーに表示してあります。